COLECCIÓN COCINA

COLECCIONES

Ejecutiva
Superación personal
Salud y belleza
Familia
Literatura infantil y juvenil
Con los pelos de punta
Pequeños valientes
¡Que la fuerza te acompañe!
Juegos y acertijos
Manualidades
Cultural
Espiritual
Medicina alternativa
Computación
Didáctica
New age
Esoterismo
Humorismo
Interés general
Compendios de bolsillo
Aura
Cocina
Tecniciencia
Visual
Arkano
Extassy

Julia Maitret

Menús Vegetarianos

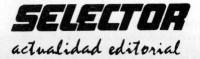

SELECTOR
actualidad editorial

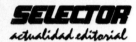

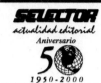

Doctor Erazo 120
Colonia Doctores   Tel. 55 88 72 72
México 06720, D.F.   Fax 57 61 57 16

MENÚS VEGETARIANOS

Fotografía de portada: Raúl González
Diseño de portada: Raúl González

ISBN: 970-643-320-1

Sexta reimpresión. Septiembre de 2005.

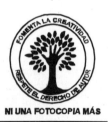

NI UNA FOTOCOPIA MÁS

Dedicatoria

- Con profundo amor a mi Guía Interna

- A mis hijas Elianne y Andrea, tesoros de mi corazón.

- A mi querida nieta Daniella.

- A mis hermanas Fonsi, Amada, Blanca, Regina y a sus descendencias.
  A la descendencia de mi hermano Julio.

- A mi hermana Franca por derecho fraternal.

- Al pueblo de San Rafael, Ver., cuna de mi amado padre.

- Y a todos los que ven por el "derecho de los animales"

Agradecimientos

Deseo expresar mi gratitud de todo corazón a todas aquellas personas maravillosas que hicieron posible directa o indirectamente que entrara hace 24 años a este camino del vegetarianismo y pudiera mantenerme en él. Empezaré en el orden en que aparecieron.

A mi querido amigo Salvador Flores (Abdalá), que puso el teléfono frente a mí con el número telefónico del médico naturista. De una forma muy especial al arquitecto, médico naturista y maestro, el gurú Carlos Michán Amiga, quien con sostenida bondad, paciencia y conocimiento me sacó adelante de una salud bastante deficiente… expandiendo mi mundo hacia la luz. Al maestro Harish Johari que directamente contribuyó a mi aprendizaje. A todos aquellos que han volcado su sabiduría en los libros, fuente de mi mayor aprendizaje.

Al núcleo familiar por su apoyo. A mis hijas Elianne y Andrea por su amor, comprensión y gran apoyo… en especial a Elianne que ha estado conmigo hombro con hombro… a Roberto por su valioso apoyo en la primera etapa… a todos los amigos que entendieron y respetaron este cambio, en especial a Franca Romani que siguió el camino del vegetarianismo. A la Familia Vergara Mercado. A todos mis queridos amigos y conocidos que con sus recetas sin carne me ayudaron todos estos años a vivir un amplio y feliz vegetarianismo: Myrna Gómez, Gloria Bassaure, Abdalá, Gaby Limón, Ruth Shapiro, Jorge Cádiz, Miriam Rojas, Franca Romani, Eli, Brisia Gorey, Blanca Chuseville. Olga Rovirosa, Azari, y tantos más que escapan a mi memoria y les pido una disculpa por sólo haber anotado la receta.

A todas mis compañeras del grupo ecologista AMA de Cancún, Q. Roo, en especial a Ligia Medrano, a quien yo daba recetas y me alentó a dar clases de cocina vegetariana y de donde me surgió la idea de esta recopilación...

A Lucero Chavarría, un angelito en muchos sentidos en mi vida que llegó en el último momento y me enseñó y ayudó a configurar este libro... GRACIAS.

Contenido

Una mirada a la nutrición

Saber comer para vivir mejor

Cuántas veces nos preguntamos si lo que comemos es lo más adecuado para mantener un buen estado de salud o si debiéramos de modificar nuestros hábitos alimenticios, con el fin de estar mejor nutridos.

Científicamente está comprobado que una buena nutrición está en relación directa con la calidad de nuestra vida. Al hablar de esto, nos referimos tanto a la cantidad de alimento que debemos ingerir, como a su calidad y contenido.

Podemos decir, que de miles de substancias que participan en el metabolismo humano, sólo un pequeño número son esenciales, es decir, deben ser suministrados por la dieta, ya que la gran mayoría de los demás componentes se derivan de procesos metabólicos dentro de nuestro propio organismo. Así, una vez más, la naturaleza demuestra lo que es capaz de hacer por preservar una especie. Seguramente nos preguntamos: ¿cuál es una alimentación apropiada para mantener o mejorar la salud?

Se define que: La **nutrición** es lo que las células reciben y la **alimentación** es lo que comemos.

Hay 5 leyes de la buena nutrición:

1. La alimentación debe ser completa y balanceada; es decir, debe contener todas las sustancias indispensables para el buen funcionamiento de nuestro organismo y son: proteínas, carbohidratos o azúcares, grasas o lípidos, minerales, vitaminas y el agua.
2. La alimentación debe ser adecuada a las necesidades o requerimientos de cada individuo según su edad, sexo, estatura, peso "ideal", constitución física, actividad física y algunos estados especiales, como: el embarazo, la lactancia, la niñez, la adolescencia y los periodos de convalecencia, en donde dichos requerimientos están aumentados.
3. La alimentación debe ser suficiente, es decir, la cantidad de alimento necesaria para satisfacer el apetito, pero sin llegar a una saciedad extrema.
4. La alimentación deber ser biológicamente pura, estar exenta de cualquier organismo que la contamine y ser lo más natural posible. La mejor nutrición es la que se basa en productos naturales. Está comprobado que un alimento cumple mejor su función, mientras menos procesado esté. La naturaleza no se equivoca.
5. La alimentación debe estar adecuadamente preparada y ser agradable a nuestros sentidos de la vista, olfato, y gusto.

Factores que tomar en cuenta en la nutrición:

1. **Valor energético:** el alimento debe ingerirse como combustible para las actividades corporales. Los carbohidratos son una buena fuente de energía y de reservas. En la forma de glucosa (azúcar) para dar energía

al cerebro (la fruta contiene fructuosa que en el cerebro se convierte en glucosa). La glándula tiroides, ubicada en la garganta, controla el metabolismo de todo el cuerpo y necesita de energía para desarrollar sus funciones adecuadamente.

2. **Calidad del alimento:** está en las verduras frescas y las frutas frescas de la estación que contienen su máximo valor biológico aumentando así las reservas de enzimas en el sistema digestivo. Comerlas crudas.

   Lo que produce la estación ⇨ Sintonía ⇨ Equilibrio (Edgar Cayce sugiere que el cuerpo necesita ingerir alimentos que contengan algunos minerales o vibraciones del lugar donde se vive).

   Los alimentos de calidad inferior sólo aumentan el deseo de comer más, para suplir las necesidades de una correcta nutrición. El consumo de alimentos naturales mejoran la digestión y ayudarían a dominar algunos malos hábitos alimenticios desarrollados por el consumo de alimentos cocinados o procesados excesivamente o con aditivos.

3. **Cantidad de alimento**: Las grandes cantidades deprimen la función digestiva y pequeñas cantidades estimulan la función digestiva "cantidad mata calidad". Es conveniente comer lo que se apetece sin exagerar y no comer lo que se rechaza.

   Comer moderadamente aumenta nuestra vitalidad que tiene como finalidad una buena salud y una proporción fisiológica adecuada.

4. **Variación en la dieta**: Consumir frutas y verduras frescas, cereales, tubérculos, leguminosas, oleaginosas, jugos, etc. Una dieta fisiológicamente equilibrada deberá guardar relación con los demás elementos alimenticios.

5. **Digestibilidad:** es la ingestión de alimentos con el mismo tiempo de digestión en una misma comida. (Ver incompatibilidades.) Por ejemplo:

- Las frutas mezclan mal con vegetales pero comidas solas, no hay esfuerzo digestivo.
- Las proteínas y los almidones , son 2 alimentos concentrados no asimilables. Ejemplo:
- Proteínas + almidones ➡ digestión lenta ➡ fermentación y putrefacción ➡ producen alcohol.

En el estómago se transforman los alimentos a una temperatura normal de 37°; ésta aumenta con la ingestión de picantes, bebidas frías, alimentos muy cocidos o desvitalizados (latas) y exceso de comida; entonces se congestiona la mucosa fermentando el alimento y causando dispepsias y úlcera (a menor fermentación, mejor salud). Y se sugiere no comer nada después de 3 horas para una mejor digestión.

Alimento más ingerible: Las frutas y verduras se recomienda comerlas en su completa madurez y al natural. Cereales integrales. Comer con hambre y en ambiente tranquilo. Los sólidos masticarlos bien.

Alimentos más indigestos: En estado de madurez avanzada. Cereales refinados. Condimentos: mostaza, chiles, pimienta, etc. El beber agua, jugos, etc. durante las comidas porque deslavan los jugos gástricos. Comer sin hambre, de prisa sin masticar bien o enojarse durante las comidas.

6. **Su preparación**: Debe ser en forma sencilla e higiénica, poco condimentada y las verduras ligeramente cocidas al vapor. Agradables y apetitosas a los sentidos de la vista, gusto, etcétera.

7. **Costo y economía:** Pongamos como ejemplo la soya, es alta en proteína y valor nutritivo, es de bajo costo y muy versátil y además con propiedades que contribuyen a la prevención de enfermedades.

8. **Factor psicológico:** Esta frase de Alberto Einstein nos dice mucho: "En mi opinión, por efecto puramente físico sobre el temperamento humano; la manera vegetariana de vivir, ejercería una influencia sumamente benéfica sobre la suerte de la humanidad".

9. **Función Biológica**: actividades corporales, desarrollo, etcétera.

10. **Función Placentera**: comer y beber con satisfacción.

11. **Función Social:** economía, cultura, historia.

Higiene general

Funciones del organismo: respiración, alimentación, digestión, formación de sustancias y estructuras, excreción de desechos, higiene, esfuerzo físico, el sueño, el pensar, el sentir, etcétera.

¿Qué es higiene?
Es alimentarse sana, adecuada e individualmente con agua orgánica (jugos); con una correcta combinación de los alimentos; correcto consumo de frutas, etc., hacer ejercicio; lavar el cuerpo, ayunos, meditación...

¿Qué es alimento?
Sustancia que entra al organismo y libera energía que lo mantiene con vida.

La alimentación es: Plástica ⇨ es lo sólido, los alimentos.

La alimentación es: Aérea ⇨ es el aire, a través de la respiración nasal y cutánea.

La alimentación es: Etérea ⇨ la solar, llamada luminosa que da calor y energía.

La alimentación solar fija el calcio, hierro, fósforo y azufre.

La alimentación también se manifiesta en eléctrica y magnética. Del equilibrio de estos 2 polos resulta el funcionamiento llamado metabólico y como resultado final la salud.

¿Qué es salud?

* Es el equilibrio de la función orgánica. *Es un equilibrio dinámico.*
* Es un ideal de vida plena y larga.

  ¿Por qué ese ideal de vida plena y larga no se da?

  Porque no se armonizan las energías básicas, que son: la individual o ancestral o genética *con* la exterior o cósmica *(que incluye los alimentos, el aire, el sol, el agua, el ejercicio, el descanso, la higiene y el medio ambiente). La equilibrada relación entre ambas, es la salud.*
* Es la pureza celular a través de la pureza de la sangre = salud física, mental y emocional.

  Células: tenemos 50 trillones de células. La célula es el elemento más simple y fundamental de los tejidos, en su interior se realizan una gran parte de las reacciones metabólicas (físicas, químicas y biológicas), es a través de éstas que el organismo mantiene su equilibrio (homeóstasis). La célula necesita de oxígeno, nutrientes, agua, temperatura uniforme y eliminación.

  Las células tienen actividad electromagnética; son emisoras. Disminuyen su frecuencia al ser afectado su metabolismo por la toxicidad.

  Los tejidos, son estructuras a base de células agrupadas, generalmente de un mismo tipo, además de fibras y productos celulares.

  Los órganos, lo forman uno o varios tejidos que tienen una función determinada como por ejemplo el Hígado.

Los aparatos o sistemas, lo forman uno o varios órganos agrupados en relación a una misma función orgánica, por ejemplo el Sistema Digestivo.

Higiene a través del ayuno.

Es conveniente, si se es principiante, consultar a un médico naturista.

El ayuno es un reposo del cuerpo, la mente y las emociones.

El reino animal ha sabido siempre que el ayuno puede ser terapéutico. Ellos saben qué comer, qué beber y cómo vivir. Los animales, cuando se sienten mal, dejan de comer y comen hierbas… El hombre es el único, que aunque esté enfermo, sin apetito o con náuseas, insiste en comer por lo de "conservar fuerzas", etc., come los alimentos más difíciles de digerir y toma bebidas venenosas. Pero esa sensación de asco o náuseas, no es más que la reacción instintiva del hígado y del páncreas, que están sobrecargados y no pueden transformar los principios nutritivos.

El ayuno es un gran descanso al organismo; en sí mismo ese descanso es una cura porque descongestiona , nos brinda la oportunidad de librarnos de ese alimento "basura" acumulado por los años y la oportunidad de producir ese proceso de reversión para recuperar la salud. El sistema circulatorio se limpia y ahorra latidos al corazón.

El ayuno cura porque purifica la sangre al promover o activar la eliminación de toxinas acumuladas en el organismo y que afectaron algunas partes del cuerpo.

Conviene hacer el ayuno desde el punto de vista orgánico, mental, espiritual, económico, cosmético (rejuvenece), pérdida de peso, etc. Se tienen recursos asombrosos de energía durante y después del ayuno. Hace al cuerpo más vibrante y hermoso, se libera al yo para ser más sensitivo a la creación y a nosotros mismos.

Reducir de peso a través del ayuno es una forma segura de bajar la presión de la sangre y los niveles de colesterol con sólo un breve periodo de ayuno que no exceda de tres días.

El ayuno le da la oportunidad al cuerpo de movilizar sus mecanismos de defensa contra muchas enfermedades al tonificarlo y revitalizarlo.

Cuando hay impurezas, la nutrición de las células no se efectúa, o si hace contacto con ellas, éstas se defienden manifestando fiebre o alguna crisis curativa para liberar al organismo de esas sustancias nocivas.

Síntomas de crisis curativa: dolor de cabeza, catarro, diarrea, mal aliento, erupción en la piel.

La solución es la limpieza del intestino y si hay temperatura, aplicar fricción fría en la columna vertebral y descansar lo más posible. Por la noche aplicarse una irrigación (lavativa) de agua hervida con esencia de eucalipto.

Se sugiere hacerlo a base de fruta o jugos de fruta, tanto como se apetezca con moderación y de una sola fruta para asegurar el descanso de los órganos. La fruta nutre y limpia. El ayuno de jugo de verduras crudas, también se sugiere, estos jugos incrementan la alcalinidad en el organismo acelerando el proceso de curación. Tomar durante el día del ayuno té de manzanilla con miel de abeja, para evitar algún cólico o el deseo de comer.

Recuerde ¡sólo usted puede trabajar por su salud! Trabaje hoy con la naturaleza no contra ella.

- Practique el ayuno con conocimiento.
- Al practicar el ayuno, se ejercita la fuerza de voluntad y da un sentido agudo de formación de carácter.
- Al ayunar una vez por semana, usted reduciría a 15% su cuenta por alimentos (y reducción de peso).
- Ahorro del tiempo que invierte en la compra de comestibles y su preparación, etcétera.

- Contactamos con nuestras verdaderas necesidades dietéticas.
- Recuperamos nuestra apreciación por el sabor de los alimentos naturales.
- Es un acto moral hacia los que padecen hambre.
- Es un acto moral hacia los enfermos.
- Es un acto moral hacia nosotros mismos.
- Los efectos del ayuno llegan hasta el mismo centro de nuestro ser.

NOTA: "el cambio de régimen alimenticio de carne a vegetariano, es recomendable hacerlo en forma gradual y de acuerdo a la edad de la persona, así se lograrán mayores resultados, pues, el hacerlo de un día para otro, ocasionaría desintegración de albúmina de los tejidos y un estado de intoxicación por la separación de nitrógeno de éstos, con lo cual se produciría una desnutrición, ya que el nitrógeno es fijador de los demás materiales del cuerpo".

La Dieta de sustitución: debe ser 20% ácida y 80% alcalina.

Agua de la llave	sustituya por	Agua destilada o de ósmosis reversible o magnética 6-8 vasos diarios
Líquidos con las comidas	"	Tómelos 1/2 (media) hora antes o después
Líquidos fríos	"	Bebidas a temperatura ambiente
Café, alcohol, refrescos, té negro	"	Tés de hierbas, jugos de verduras o frutas
Leche de vaca	"	Tofu. Leche de cabra.
Pan blanco	"	Pan integral
Harina blanca	"	Harina integral
Azúcar blanca	"	Melaza, miel de abeja, maple, mascabado.
Cereales sin cáscara	"	Cereales integrales.
Alimentos fritos	"	Alimentos crudos o con ligera hervida.
Alimentos enlatados	"	Alimentos frescos o con ligera hervida.
Aceites hidrogenados	"	Aceites naturales

Alimentos alcalinos (recurrir a éstos con más frecuencia): Limón. Zanahoria. Espinaca. Perejil. Col. Ejotes. Papas. Chile verde. Calabaza. Elote. Aguacate. Lechuga. Betabel. Yogurt. Melaza. Miel maple. Uvas. Plátano. Higos. Pera. Melón. Coco. Almendras. Dátiles. Pasitas. Ciruela pasa.

Alimentos ricos en sodio (recurrir a éstos con más frecuencia, previene tumores, cálculos, artritis): Apio. Acelga. Espinaca. Lechuga romanita. Betabel. Col. Fresas. Calabazas. Papas. Higos. Limón. Zanahoria.

Alimentos ricos en potasio (su deficiencia causa problemas en arterias, corazón y riñones): Limón. Lechuga. Diente de león. Nabo. Col. Pepino. Perejil. Coliflor. Col de Bruselas. Papa. Zanahorias. Apio. Suero de leche. Ciruela pasa. Papaya. Plátano.

Incompatibilidades

La función digestiva natural en todas sus fases (bucal, estomacal, intestinal) produce las enzimas adecuadas que necesita para su digestión y, al mismo tiempo, la presencia de elementos dispares contraría sus efectos recíprocos.

Por lo cual, la incompatibilidad consiste en la combinación incorrecta de los alimentos, originando así trastornos digestivos y bioquímicos.

Comer dos alimentos de diferente tiempo de digestión en una misma comida, por ejemplo:

- Una fruta que tarde 2 horas para digerirse con otra fruta que tarda 1 hora.
- Los almidones que se digieren en un medio alcalino y las proteínas en un medio ácido, así que, el almidón no digerido absorbe la pepsina y la digestión de la proteína se realiza mal, con una lenta digestión, provocando putrefacción y fermentación la cual produce alcohol.

- Los azúcares obstaculizan la digestión de las proteínas.
- Dos alimentos concentrados a la vez se pudren y no son asimilables.
- Cuando la sustancia de un alimento nulifica los efectos de otros alimentos. Ejemplo: ácidos y féculas o dulces y grasas o dos féculas diferentes (arroz y papas). Es evidente que los ácidos anulan la acción de la ptialina sobre los almidones. Así que, ingerir fruta ácida antes de comer en la que se come gran cantidad de almidones, perjudica la salud Ejemplo: jitomate y vinagre con papas o pastas. Las grasas en exceso perjudican la secreción gástrica , pero al incluir comer ensalada de verduras, éstas absorberán las grasas nocivas. Los azúcares tienden a la fermentación cuando se ingieren abundantemente junto con alimentos que sufren la acción del jugo gástrico como por ejemplo los pasteles comidos al final producen gases y no es recomendable comer pan con mermelada y mantequilla como solemos hacer.

Resumen:

Los *vegetales* son los reyes. Mezclan bien con todos los alimentos.

Las *leguminosas* deben combinarse con vegetales de hoja.

Los *almidones* mezclan mal con: grasas, proteínas, dulces, ácidos y otros almidones.

La *fruta cocida* compatibiliza con verduras y otros alimentos.

Las incompatibilidades no serán tan serias, si seguimos unas observaciones:

- Masticar despacio y ensalivar los almidones: harinas, pastas, pan, frutas dulces.

- No beber líquidos durante las comidas porque diluye los jugos gástricos. Beber suficiente agua entre comidas y por lo menos comer medio kilo de fruta diariamente.
- Tomar diario levadura de cerveza espolvoreada en los alimentos o entre las comidas con un jugo de fruta. Contiene vitaminas del grupo B (en especial riboflavina), que ayudan a la asimilación de los almidones. Se sugiere añadir levadura a las recetas a base de harinas.

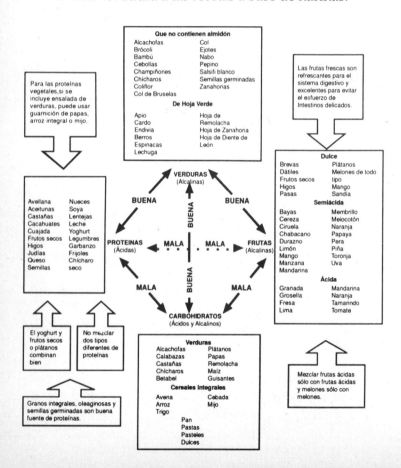

Que no contienen almidón

Alcachofas	Col
Brócoli	Ejotes
Bambú	Nabo
Cebollas	Pepino
Champiñones	Salsifí blanco
Chícharos	Semillas germinadas
Coliflor	Zanahorias
Col de Bruselas	

De Hoja Verde

Apio	Hoja de
Cardo	Remolacha
Endivia	Hoja de Zanahoria
Berros	Hoja de Diente de
Espinacas	León
Lechuga	

Para las proteínas vegetales, si se incluye ensalada de verduras, puede usar guarnición de papas, arroz integral o mijo.

Las frutas frescas son refrescantes para el sistema digestivo y excelentes para evitar el esfuerzo de intestinos delicados.

Avellana	Nueces	
Aceitunas	Soya	
Castañas	Lentejas	
Cacahuates	Leche	
Cuajada	Yoghurt	
Frutos secos	Legumbres	
Higos	Garbanzo	
Judías	Frijoles	
Queso	Chícharo	
Semillas	seco	

VERDURAS (Alcalinas)

BUENA   BUENA   BUENA

PROTEINAS (Ácidas)   MALA · · · MALA   **FRUTAS** (Alcalinas)

MALA   BUENA   MALA

CARBOHIDRATOS (Ácidos y Alcalinos)

Dulce

Brevas	Plátanos
Dátiles	Melones de todo tipo
Frutos secos	
Higos	Mango
Pasas	Sandía

Semiácida

Bayas	Membrillo
Cereza	Melocotón
Ciruela	Naranja
Chabacano	Papaya
Durazno	Pera
Limón	Piña
Mango	Toronja
Manzana	Uva
Mandarina	

Ácida

Granada	Mandarina
Grosella	Naranja
Fresa	Tamarindo
Lima	Tomate

El yoghurt y frutos secos o plátanos combinan bien

No mezclar dos tipos diferentes de proteínas

Granos integrales, oleaginosas y semillas germinadas son buena fuente de proteínas.

Verduras

Alcachofas	Plátanos
Calabazas	Papas
Castañas	Remolacha
Chícharos	Maíz
Betabel	Guisantes

Cereales Integrales

Avena	Cebada
Arroz	Mijo
Trigo	

Pan
Pastas
Pasteles
Dulces

Mezclar frutas ácidas sólo con frutas ácidas y melones sólo con melones.

Una mirada al desayuno y cena

Dese un tiempo para desayunar y vivir feliz al sentirse mejor.

El desayuno es el primer alimento del día, el omitirlo con frecuencia, provoca serios trastornos estomacales como colitis, gastritis, úlcera péptica y otros problemas de salud.

El nivel de azúcar en la sangre disminuye al amanecer, debido a las muchas horas sin la ingestión de alimento, por lo cual hay que desayunar, pues el cerebro (al pensar, necesita glucosa) para producir energía, comienza a utilizar las grasas almacenadas en reserva; como éste no es un sistema eficiente, nuestro rendimiento baja, nos sentimos malhumorados o nos mareamos; esto también se debe a que dos terceras partes del sistema nervioso utiliza glucosa (azúcar) para funcionar correctamente. Si sólo se ingiere café, causará un estado de ansiedad al cual el organismo se acostumbra.

Consiéntase por la mañana con un desayuno que contenga carbohidratos (cereal, pan, miel, frutas frescas o secas, etc.) proteínas (huevo, yoghurt, queso cottage o frijoles)... y todos los nutrientes que contengan los 22 aminoácidos. El yoghurt contiene 18 aminoácidos y el resto lo puede encontrar en la jalea real, miel, polen, pasitas, almendras, semilla de calabaza, avena, etc., y... fruta de temporada. En ayunas un té tibio de hierbas: cola de caballo, diente de león, manzanilla, etc. o de agua calientita con jugo de limón (antes de bañarse), purifica riñones.

El desayuno debe ser adecuado a cada persona según su actividad física, edad, sexo, peso, estatura, etcétera.

• Se sugiere de preferencia tomar en el **desayuno** el mismo cereal que consumirá en la comida. Ejemplo:

- **En el Menú No. 5,** La sopa es de avena. El cereal de ese día en el desayuno sería avena, fruta, pasitas o ciruela pasa, nueces o lo que guste. La avena comerla cruda remojada (la asimila mejor el organismo) o cocida al gusto con canela o cardamomo o anís y miel de piloncillo.

  Un buen desayuno le aporta energía, vitaminas, minerales, etc. Ejemplo:

- Una fruta fresca de la estación al gusto y/o ciruelas pasa remojadas en agua.

- Un yoghurt con salvado y nueces o granola o muesli y miel, o

- Un cereal de avena, de arroz, de cebada, etc. con miel de piloncillo, o

- Un sandwich de pan integral o negro o centeno, con queso fresco, etcétera.

- Una bebida de zanahoria o betabel o leches de piñón, de ajonjolí, de dátil, manzana, etcétera.

  A media mañana: Un jugo de alfalfa con piña o un jugo de cítricos con pastillas de alfalfa o pastillas de levadura de cerveza.

  CENA: Se sugiere sea ligera. Ejemplo:

- Una ensalada de verduras y puede incluir la sopa del mediodía en cantidad moderada, o

- Fruta y un vaso de leche de almendras (licuar en un vaso de agua, 7-10 almendras y miel), o

- Una combinación de manzana, lechuga, apio y germinados que dará salud a las arterias y belleza a la piel, uñas y el pelo.

¿Qué comer?

1. FRUTAS
2. HORTALIZAS
3. GRANOS INTEGRALES
4. OLEAGINOSAS
5. PRODUCTOS DE ORIGEN ANIMAL

El **Reino Vegetal** nos da frutas, verduras, leguminosas, cereales, tubérculos, oleaginosas, etc., las cuales son ricas en carbohidratos, vitaminas, minerales y aminoácidos. La composición de las verduras difiere debido a la variedad, lugar, clima, cantidad de lluvia y condición de la tierra.

Los alimentos crudos son vitales, contienen átomos vivos orgánicos y enzimas. También son un impacto preventivo poderoso.

La comida es luz y color. La planta al ir creciendo, absorbe luz del sol (fotosíntesis) y la transforma en colores. Al ingerir la comida, el organismo la descompone y la transforma nuevamente en luz y color. "La luz y el color forman el vínculo entre idea y forma, conciencia y supraconsciente (Yo Superior)…"

La *alimentación* es lo que comemos. La *nutrición* es lo que nuestras células reciben. Por ejemplo, combine legumbres y cereales que proporcionan proteína completa (la combinación de leguminosas y cereales incluye: minerales, vitaminas, carbohidratos, grasas y fibra), más hortalizas y frutos y su organismo recibirá una nutrición excelente.

Contienen aminoácidos que el cuerpo no produce: zanahorias, plátanos, col de Bruselas, col, coliflor, maíz, pepinos, berenjenas, chícharos, papas, jitomates, calabacitas, nueces, ajonjolí, semillas de girasol, cacahuates.

Comer es un arte y una ciencia ¡la comida saludable es también sabrosa!

Parte de la importancia de los alimentos vegetales, es que los minerales y vitaminas que contienen, actúan como moléculas estructurales indispensables para que funcionen múltiples enzimas en nuestro organismo. Las enzimas (donde hay vida, hay enzimas) facilitan la digestión de los alimentos y su absorción en la sangre. Los carbohidratos proporcionan una buena fuente de energía y de reservas, calorías y celulosa.

Los alimentos vegetales no sólo nutren, sino que muchos contienen cualidades terapéuticas. Desde la antigüedad se han utilizado también externamente en forma de cataplasmas.

La información terapéutica que se da sobre los alimentos vegetales, debe ser supervisada por profesionales de la medicina o por terapeutas naturistas.

Pero recuerde que tiene un viejo aliado en la alimentación natural libre de sustancias sintéticas.

Alimentación básica diaria

Ochenta por ciento de frutas, hortalizas y 8 vasos con agua o jugos y té de hierbas al día, 20% de granos integrales, oleaginosas, yoghurt y miel.

Con poca frecuencia (3 veces a la semana), consuma: mayonesa, aceites, papas, especias, huevos, quesos, postres, etcétera.

Anule estos alimentos: carnes, alcohol, dulces, pasteles, productos refinados, azúcar, pastas, alimentos fritos o enlatados, bebidas carbonadas (refrescos).

1. Las frutas

Las frutas de la estación contienen su máximo valor biológico. La función de las frutas es limpiar, nutrir y curar al organismo. En los frutos se encuentran todos los elementos nutritivos que el hombre necesita para vivir, así es que debemos disfrutarlos con gusto y conocimiento, pero también con lo que nuestra naturaleza individual pida y requiera.

Se recomienda comerlas con la piel y masticar las semillas. Lo ideal es comer de un solo tipo de fruta en una sola comida y sólo mezclar 2 como máximo. El melón y la sandía es mejor comerlos solos y licuar las semillas de las cuales obtendrá una deliciosa horchata.

La siguiente información es sólo un vistazo sobre el valor nutritivo de algunas de las frutas de la amplia variedad que nos regala la Naturaleza y de su utilidad o aplicación terapéutica.

ÁRANDANO. Es útil en trastornos intestinales, circulatorios y respiratorios. Colibasilosis.

CAÑA DE AZUCAR. La planta es todo azúcar (hidratos de carbono). Su jugo es de fácil y rápida asimilación, siendo un alimento muy energético e indispensable por su alto valor nutritivo. Tiene propiedades antiácidas muy efectivas. Contiene sacarosa, vitaminas y minerales en sabia proporción.

Indicaciones terapéuticas: Apoya al sistema urinario como diurético por las sales de potasio y magnesio que contiene; es refrescante y desinflamante del estómago y órganos anexos, recomendable en las úlceras gástricas o duodenales. La caña asada tiene propiedades para aliviar dolencias del sistema respiratorio, del sistema urinario y la ictericia. Médicos naturistas recomiendan abundante jugo de caña en ayunas para el tratamiento de la tuberculosis pulmonar.

CAPULIN. Contiene vitaminas A, B y C y es rico en minerales: calcio, hierro, potasio, sodio, magnesio, fósforo, manganeso, sílice, azufre y cloro. Ácidos málico, cítrico y cianhídrico. Cantidad equilibrada de proteínas y carbohidratos. Es un alimento muy nutritivo, remineraliza el organismo ya sea comido crudo o en conserva, etcétera.

Indicaciones terapéuticas: Para afecciones de los riñones, estómago e intestino, hígado, vesícula biliar, estreñimiento, anemia, debilidad, arteriosclerosis, obesidad; tonifica el cerebro y al sistema nervioso; activa la circulación sanguínea tonificando al corazón; en afecciones del sistema respiratorio y reumáticas.

CEREZA. De la familia de las bayas, es deliciosa y semiácida, contiene alto valor nutritivo.

Indicaciones terapéuticas: Es mineralizante y desintoxicante. Útil en padecimientos de reuma. Diurética.

CIRUELA. Hay una gran variedad para todos los gustos. Son muy sabrosas y un excelente alimento de fácil digestión y un poco laxantes. Nos proporcionan mucha energía y calorías. Contiene azúcares asimilables, ácidos alcalinizantes, celulosa, sales minerales: hierro, calcio, fósforo, magnesio y potasio y vitaminas A, B-1, B-2, y C.

Indicaciones terapéuticas: Es un alimento ideal para corregir el estreñimiento. Son un auxiliar en los problemas bronquiales. Descongestiona el hígado. Desintoxica. Es diurética. Indicada en el agotamiento físico e intelectual. Arteriosclerosis. Reuma. La ciruela pasa actúa como laxante. Es rica en fibra. Es una especie de aspirina natural.

COCO. Esta planta maravillosa se nos regala toda. Todas sus partes son aprovechables en beneficio del hombre . El agua que se extrae del coco es la mejor agua conocida; es rica en proteínas (contiene todos los aminoácidos esenciales) y es de fácil asimilación. Contiene gran cantidad de minerales; vitamina C y vitaminas del complejo B. Es rica en sustancias fosfatadas para tonificar el sistema nervioso. Es una bebida agradable y refrescante en el verano. Es uno de los alimentos más saludables y nutritivos y excelente reconstituyente del organismo.

Indicaciones terapéuticas: El agua de coco es diurética; contra el vómito; contra el estreñimiento, cansancio y debilidad en general; para expulsar parásitos tomado en ayunas de 2-3 vasos diarios durante 3 semanas; para aliviar cólicos por parásitos y mejora la digestión. En casos de deshidratación. La pulpa del coco es un remedio (antiguo) para sacar las lombrices intestinales tomada en ayunas; la pulpa también contiene propiedades desinfectantes y purificadoras y es un buen mineralizante, buena para el agotamiento físico e intelectual. Elimina ácido úrico. El aceite de coco natural sirve para calmar las molestias de las hemorroides aplicado localmente al acostarse. Sirve para prevenir y curar las quemaduras del sol y para algunas otras afecciones de la piel.

CHAVACANO. Es una fruta deliciosa y ligeramente ácida. Contiene alto valor nutritivo.

Indicaciones terapéutica: Aumenta los glóbulos rojos. Bueno en casos de anemia.

DÁTIL. Se le considera un alimento completo al poseer todos los elementos nutritivos indispensables para el ser humano, es agradable y de fácil digestión. Contiene un buen porcentaje de sales minerales (destaca el calcio, potasio y fósforo); un buen balance en su contenido de vitaminas A, B,C, y D, pectina y féculas; una riqueza en carbohidratos en forma de levulosa y glucosa, por lo que lo hace un alimento altamente energético. Su pulpa es deliciosa y totalmente asimilable pudiéndolo comer en abundancia, es bueno hasta para los estómagos más delicados. Su poder nutritivo da fuerza y vigoriza el organismo.

Indicaciones terapéuticas: bueno para el sistema respiratorio, de preferencia haciendo un jarabe hirviendo dátiles con agua. Tienen efecto laxante. Están relacionados con una menor incidencia de ciertos tipos de cáncer, en particular el del páncreas. Lo recomiendan a los diabéticos. Útil en los trastornos circulatorios, hepatitis e intoxicaciones. Se dice que el hueso pulverizado ayuda en el padecimiento de la tuberculosis; disminuye la diarrea; incrementa el apetito. Se toman microdosis en cápsula.

DURAZNO. Al fruto de pulpa dura se le llama durazno y al de pulpa blanda prisco. Todas las variedades tienen las mismas cualidades y son de sabor agridulce, refrescante, aromático y agradable. Se come bien maduro. Son un alimento nutritivo, sano y energético. Contiene una cantidad considerable de pro-vitamina A; vitaminas C,B1,B2,B3,B5,B9, y minerales: potasio, sodio, calcio, magnesio, manganeso, hierro, fósforo, cobre, azufre, cloruro, zinc. Pocas proteínas, carbohidratos, calorías.

Indicaciones terapéuticas: Es un estimulante suave de los jugos gástricos; es ligeramente laxante y diurético; útil en digestión difícil, en trastornos glandulares, en cansancio muscular; es un tónico de la sangre; útil en la debilidad en general. Comiendo bastante cantidad desintoxica el organismo. *La cáscara* aplicada sobre la piel, desintoxica, abre los poros y reafirma los tejidos cutáneos. *El jugo* tomado en ayunas combate el estreñimiento, alivia dolores de pulmones y de garganta y elimina parásitos del intestino. La pulpa tonifica el sistema nervioso y sexual. Revitaliza el sistema nervioso. Fortalece a los huesos y los tejidos musculares. Apoya el buen funcionamiento de hígado y bazo.

FRAMBUESA. De la familia de las bayas, es un delicioso fruto nutritivo que no debe faltar en la dieta.

Indicación terapéutica: En caso de estreñimiento o de falta de apetito. Celulitis.

FRESA. De la familia de las bayas. Es un delicioso y hermoso fruto con sus elementos nutritivos bien balanceados. Debe comerse bien maduras y frescas, completándolas con alguna oleaginosa (nueces, piñones, etc.) o alimentos que contengan mayor cantidad de proteína y así tendrá un alimento completo. Contienen una considerable proporción de vitamina A, todas las del grupo B y C, B3. Es muy rica en minerales: fósforo, hierro, calcio, manganeso, potasio, yodo, y un alto contenido en ácido salicílico. Proteínas, carbohidratos, grasas.

Indicaciones terapéuticas: Es alcalinizante y mineralizante. Especialmente indicada en la gota y reumatismo (comer diario de 1/4 a 1/2 kilo); útil en artritis; ácido úrico; neuralgias y todas las afecciones del sistema nervioso; del sistema urinario; cálculos en riñón y vesícula; cura los sabañones si se aplica externamente. Purifica la sangre. Ricas en nutrientes son especiales para los diabéticos, convalecientes y enfermos del hígado. Es ligeramente laxante y diurética. Útil al sistema respiratorio. Gran regenerador hepático.

GUAYABA. Fruta tropical y aromática. La pulpa de color amarillo, blanco o rojo, contiene un alto porcentaje de vitamina C (que en estado seco se conserva íntegramente), vitaminas A, B1, B2 y sales minerales, proteína, carbohidratos, ácidos cítrico, tánico y málico y mucílago.

Indicaciones terapéuticas: la fruta bien madura es ligeramente laxante y cuando está inmadura es astringente (en caso de diarrea); expulsa los parásitos intestinales comida en ayunas; en diarreas infantiles por empacho, tiene efecto rápido comida 3 veces al día; útil en la inflamación de las piernas.

HIGO. Es una fruta muy completa en todos sus nutrientes. Posee un excelente poder energético, nutritivo y calórico. Es alto en calorías sobre todo en su estado seco. El fruto deberá comerse bien maduro y se sugiere consumir oleaginosas (almendras, nueces, etc.) y tendrá un alimento completo (ideal para el almuerzo de los niños en la escuela). Hay una variedad que se llama **Breva** y las dos son producidas por la higuera, "la breva pelada y en la boca".

Indicaciones terapéuticas: Para tos rebelde y seca, facilitando la expectoración (se hace un jarabe con higo, pasitas y dátiles). Tiene propiedades laxantes. En cataplasma, reduce las hinchazones, abscesos, granos, heridas. La leche que dan las ramas y los higos aplicada sobre callos y verrugas, los desaparece.

JAMAICA. La flor es un maravilloso diurético. Contiene complejo B y vitamina C.

LIMÓN. Sus cualidades nutritivas y medicinales son muy amplias e indispensables para la prevención y curación de muchos padecimientos del ser humano en todas las edades. Es altamente alcalino. Alguna vez se le consideró más como medicina que como alimento. Contiene un aceite esencial para refrescar el organismo e importante cantidad de ácidos acético, málico, fórmico, cítrico y vitamina C en menores proporciones vitaminas B1, B6, B3, B5, así como sales minerales: potasio, calcio, fósforo, hierro, sodio, magnesio. El Árbol del limonero nos da para nuestra salud todas sus partes; el jugo del fruto y su cáscara, semillas, flores, hojas, corteza y raíz.

Indicaciones terapéuticas: El jugo de limón (es agua fisiológica), por sus importantes valores nutritivos y sus propiedades antisépticas, desinfectantes, desintoxicantes, lo convierte en poderoso curativo en dolencias como: del sistema respiratorio; fiebres infecciosas; artritis; reumatismo; gota; paludismo; neuralgias; inflamaciones del hígado y vesícula biliar; sífilis; es diurético, astringente y vermífugo; purifica la sangre y favorece la circulación; promueve la regeneración celular; previene enfermedades infecciosas; es un tónico general (el jugo de limón con miel y agua caliente en ayunas sirve para limpiar la garganta y el estómago de mucosidades y también para romper un ayuno). Después de una comida abundante, beba siempre una limonada tibia. Las **semillas** del limón machacadas y con miel son una pasta para expulsar toda clase de lombrices (tomar una cucharada en ayunas hasta obtener el efecto, que es aproximadamente entre 4 y 5 días). Las **hojas** del limonero, preparadas en té, favorecen la digestión; en ayunas es aperitivo y activa la secreción de los jugos gástricos. Las **flores** (de azahar) son sedantes del sistema nervioso (tomar una infusión o té de 2 a 3 veces al día). La **raíz** del limonero está indicada para trastornos del hígado y vesícula biliar se hace un cocimiento de 50 g por litro de agua, tomar 2 o 3 tazas al día. La **corteza** contiene aceite esencial muy estimado para refrescar el organismo. Para uso externo: para la piel, picaduras de insectos y quemaduras del sol. La **cáscara**, picada y macerada en agua tibia 12 horas: jaquecas, depresión, piel, catarro.

MANGO. Es de clima tropical y subtropical. Hay muchas variedades de todos tamaños y sabores. Su pulpa es dulce, de sabor agradable y son nutritivos. Debe comerse maduro de preferencia no verde. Contiene pro-vitamina A, vitamina C y B2, es rico en sales minerales (potasio, calcio, fósforo, etc.) proteínas, carbohidratos y ácidos cítrico, gálico, tánico y tartárico.

Indicaciones Terapéuticas: Es remineralizante. Es un excelente depurativo del organismo; purificador de la sangre. Se recomienda para personas nerviosas, el insomnio, la fatiga cerebral y depresión. Es laxante y ayuda en la acidez estomacal y en todos los malestares gastrointestinales. Catarros y enfermedades bronquiales. El mango "corriente" comido con cáscara y bien maduro, es benéfico para las afecciones hepáticas y biliares; problemas estomacales (comerlos diario antes de los alimentos). El mango Manila es benéfico para las afecciones del sistema respiratorio. Todas las variedades para afecciones reumáticas y neurálgicas (es muy buena la combinación de mangos con fresas para problemas reumáticos). Para problemas menstruales porque actúan sobre todo el sistema reproductor, siendo uno de los alimentos más potentes y estimulantes de la sexualidad de la mujer pero acidificante comiendo en exceso. En India dicen: "Si come mango, tome leche". "En las escrituras hindúes la sexualidad de la mujer está representada por el mango." Las hojas de mango cocidas en agua sirven para hacer buches y aliviar el dolor de muelas o para evitar el ablandamiento de las encías y fijar los dientes flojos y eliminar la piorrea; desinflama la garganta.

MANZANA. Hay cientos de variedades diseminadas en las regiones frías y templadas del planeta. Se la puede conseguir todo el año. Es muy estimada por su valor nutritivo y medicinal y es de las más populares consumidas por el ser humano desde la antigüedad. Son de fácil digestión y sabrosas. Debe comerse con la piel. Dice un dicho: "An apple a day keeps the doctor away", "una manzana al día mantiene al médico alejado", un alimento completo son manzanas y oleaginosas (nueces). Deberían estar siempre en la mochila de los niños, pues les da energía y les tonifica el cerebro. Contiene: Proteínas, carbohidratos, celulosa, azúcares, entre dextrosa, levulosa y sacarosa; pectina (la pectina absorbe los gases y estimula al intestino), gomas, pentosonas, protopectina; ácidos orgánicos: cítrico, málico, láctico, tánico, entre otros. Vitaminas: C, A, B1, B2, B3, B5, B6, B9, H Minerales: potasio, calcio, hierro, magnesio, aluminio, sodio, fósforo, cloro, cobre, zinc, azufre y manganeso. La cáscara es rica en celulosa, hierro, fósforo y vitamina C.

Indicaciones terapéuticas: Es un gran tónico muscular y nervioso. Desinfectante del aparato digestivo; ligeramente laxantes y diuréticas. Combate la colitis crónica. Diarrea. Inapetencia. Ictericia. Reuma. Artritis. Para la inflamación de riñones y vejiga; elimina el ácido úrico al comerla con cáscara antes de los alimentos y ayuda a una buena digestión; la manzana cocida alivia el estreñimiento y afecciones de los bronquios y pulmones; útil para la piel; malestar del hígado; purifica la sangre; es un tónico general físico e intelectual. Estimula y regulariza la insulina. Reduce el colesterol. Contiene agentes anticancerosos. Es rica en fibra, ayuda a combatir el estreñimiento y suprime el apetito. Tiene ligera actividad antiviral, antibacteriana y antiinflamatoria. Para los niños con problemas gastrointestinales, comerla por 3 días cruda y rallada la pulpa. Las manzanas comidas por la noche con lechuga, apio y germinado, dará salud a las arterias, belleza a la piel, las uñas y el pelo. Contribuyen a bajar los niveles de colesterol y la alta presión Ayudan a prevenir infartos y arteriosclerosis. La manzana se recomienda contra cualquier enfermedad... La cáscara de la manzana en cocimiento tomada como agua de tiempo es una bebida para ayudar a la digestión, tonificar todo el organismo y fortalecer los bronquios.

El Vinagre de Manzana. Ya Hipócrates lo recomendaba diluido en agua contra algunos padecimientos como la artritis, el asma y trastornos digestivos. Este maravilloso jugo de manzana fermentado en el cual participa la levadura, contiene minerales esenciales. Contiene ácido málico necesario para la digestión, ayuda a coagular la sangre, mantiene saludable el sistema circulatorio y disminuye las fermentaciones intestinales. Es un gran antiséptico del aparato digestivo, al eliminar las bacterias y corregir las flatulencias. Es rico en potasio, el cual es imprescindible para la actividad muscular. Es depurativo y refrescante. Su acidez compensa el balance ácido/alcalino en el organismo. Después de tomar una o dos cucharadas en un vaso con agua, enjuagarse la boca inmediatamente, porque puede afectar el esmalte de los dientes.

El vinagre de manzana se elabora con 3 manzanas picaditas sin el corazón en un litro de agua y con un cono de piloncillo, se deja reposar unos siete días. Se cuela y se refrigera.

MELÓN. Contiene un alto porcentaje de agua altamente alcalinizante, pequeñas cantidades de vitaminas A, B1, B2 y C y sales minerales: fósforo, hierro, calcio, por lo que es muy bajo su valor alimenticio. Es estimulante de los jugos gástricos, por lo que se recomienda comerlo antes de las comidas y bien maduro. Comerlo después de los alimentos puede ocasionar algunos trastornos digestivos.

Indicación terapéutica: ayuda a desintoxicar el organismo (eliminando por la orina la cantidad de impurezas retenidas); útil en casos de acidez gástrica; de reumatismo; gota; hígado y riñones; estreñimiento espasmódico.

NARANJA. Hay muchas especies del género Citrus, todas importantes como: naranja dulce, naranja agria, limón real, lima, toronja, mandarina, cidra, etc. Como el limonero, este árbol se nos entrega todo para nuestro beneficio: raíz, corteza, hojas, flores, frutos y semillas. El fruto debe comerse maduro. (Es bueno comer la parte blanca de la cáscara.) Su valor energético es muy alto y debería incluirse diariamente en la alimentación por sus propiedades desintoxicantes, pues elimina las sustancias morbosas o tóxicas del organismo. Tiene efecto alcalinizante en la sangre. Contiene: una riqueza vitamínica en C y Bioflavonoides (vitamina P), en B5, B1, A, E, B6, B2, B3, H, K y su contenido en minerales es: potasio, fósforo, calcio, magnesio, azufre, cloruro, sodio, hierro, cobre, y calorías.

Indicaciones terapéuticas: Descongestiona y desintoxica. Contiene todas las clases conocidas de inhibidores naturales del cáncer en especial del cáncer de seno y de estómago. Es energética; es un tónico vitamínico y mineralizante de la sangre tomarla media hora antes de los alimentos; es útil en las afecciones gastrointestinales y el estreñimiento de vientre; depura el hígado; riñones; bazo. Útil en el reumatismo y la gota (por ser un disolvente del ácido úrico); en problemas circulatorios; evita y corrige problemas del sistema respiratorio, ayuda a prevenir bronquitis, asma, gingivitis y arteriosclerosis. Combate la inflamación y el sangrado de las encías. Sangre demasiado espesa. Falta de apetito. La Naranja agria es un excepcional depurativo del hígado y vesícula biliar. Las hojas del naranjo con las semillas en cocimiento, son excelentes combatiendo la tos , ayudan a la digestión, quitan dolores de cabeza, calman las palpitaciones del corazón y los ataques epilépticos. Según el Prof. Capo cura el cáncer, diabetes, sífilis, gonorrea, etc. La piel de los gajos contiene Rivoflavina.

PAPAYA. Es una fruta refrescante y de delicioso sabor. Su valor nutritivo es bajo pero es rica en enzimas proteolíticas que hacen posible la digestión de las proteínas. La papaína (una verdadera pepsina vegetal con el poder de disociar las proteínas en aminoácidos), es la más importante, la enzima arginina actúa en la fertilidad masculina, la enzima carpaina es benéfica al corazón y la fibrina para el proceso de coagulación. Contiene vitaminas C, A, B1, B2, B3, D y minerales: calcio, hierro, potasio y sodio; en bajas proporciones ácidos málico y tánico. Calorías y carbohidratos.

Indicaciones terapéuticas: Es depurativa; es un saludable laxante intestinal sin causar irritación. Trastornos digestivos; recupera la bacteria benéfica del intestino; trastornos glandulares. Buena para el hígado y vesícula biliar; para reuma. La piel interior de la papaya sirve para las heridas externas de la piel y para tratamientos de belleza. Las semillas secas y pulverizadas y con miel de abeja, se toma en ayunas para expulsar gusanos intestinales y aún a la solitaria, tomar en ayunas por 5 días seguidos 20 semillas para adultos y 10 para niños con más de 10 kg de peso. Son emenagogas (provocan la menstruación) y carminativas (evitan o expulsan los gases del intestino) y mejoran la digestión por su aporte de enzimas, basta comer una o dos semillas de papaya. Las Hojas del papayo sirven para desmanchar la piel y la ropa, basta con restregar las hojas frescas sobre las manchas antes del lavado. El té de hojas ayuda al sistema respiratorio. Uso externo: la pulpa es desinflamatoria y buen remedio para las quemaduras del sol. El jugo lechoso, bebido fresco es un buen vermífugo e inofensivo (al fruto verde prendido del árbol, se le hace una incisión).

PERA. Es un fruto muy antiguo y hay más de mil variedades. Es una fruta sabrosa, sana, de digestión rápida y fácil. "Peras cuantas quieras". Se recomienda comerla cruda con su piel o seca. Entre más dulce más nutritiva. Tiene propiedades nutritivas y similares a la manzana y puede usarse como un sustituto.

Indicaciones terapéuticas: Actúa como regulador de la función intestinal y ayuda a eliminar el colesterol por su buena fuente de fibra soluble. Es un magnífico depurativo. Gran remineralizante. Ligeramente laxante. Buena para hipertensos. Los diabéticos toleran bien la Pera, pues el azúcar se encuentra en forma de levulosa. Cistitis. Celulitis. Estreñimiento. Hipertensos. Diurética. Convalecientes. Las hojas en infusión son buenas para inflamación de la vejiga y litiasis urinaria.

PIÑA. Es una fruta tropical muy sabrosa, jugosa, de pulpa carnosa con olor fragante. Contiene vitaminas: C, B9, B5, B1, A, B3 y minerales: yodo, potasio, cloruro, magnesio, calcio, fósforo, azufre, sodio, cobre, hierro. En sus ácidos predominan el cítrico y el málico. Contiene bromelina y sus propiedades digestivas son muy enérgicas, es un fermento que actúa como enzima proteolítica que hace posible la digestión de las proteínas; es un estimulante de la secreción gástrica y un saludable aperitivo. La piña debe comerse madura, así facilita la digestión. A algunas personas les causa dentera, así es que después de comerla, enjuague la boca con bicarbonato de sodio disuelto en agua.

Indicaciones terapéuticas: En las dispepsias. Estimula la función gástrica y refresca el aparato digestivo. Para una buena digestión ingerirla antes de los alimentos. Es desinflamante del estómago y del intestino y ayuda a cicatrizar úlceras intestinales. Afecciones del hígado y la vesícula biliar; es un buen tónico neurocerebral; puede ser útil en la menstruación dolorosa. Excelente para la anemia, gota y reumatismo. Por su alto contenido de manganeso ayuda a prevenir la osteoporosis y las fracturas óseas. El jugo ayuda a disolver mucosidades. Es ligeramente antiséptico y se usa como gárgaras en afecciones de llagas en garganta y en la bronquitis. Es antibacteriana y antiviral. Útil en la diabetes.

PLÁTANO. Se encuentra todo el año y es una fruta sabrosa y fácil de comer. La fruta debe comerse madura (no verde, no pasada), así se aprovecha mejor su riqueza de levulosa y fructuosa; se recomienda ensalivar bien al comerlos (la digestión del plátano se hace en la boca no en el estómago). Son nutritivos y de gran valor energético. Contienen vitaminas A, B1, B2, B3, C y minerales: sodio, calcio, hierro, vestigios de manganeso, yodo y zinc. Proteínas, carbohidratos, calorías y ácidos málico, péptico, tánico y gálico. Son ricos en minerales como el fósforo y potasio, y otros nutrientes que el sistema nervioso y el organismo necesitan a cualquier edad. En ayurveda significa: "el mejor de los tónicos" significa en tamul: "vida fecunda".

Indicaciones terapéuticas: Es una gran fuente de energía muscular. Revitaliza el sistema nervioso. En estreñimiento, diarrea, gastritis, etc. Fortalece el revestimiento gástrico contra el ácido y las úlceras. En problemas del sistema urinario. Es un alimento muy feculento de fácil digestión si se consume solo y da problema digestivo si se come de postre. No engordan. Es un buen alimento para personas con gota, hipertensos y cardíacos. Tiene actividad antibiótica. Cansancio. Crecimiento. Alimenta la leche materna.

SANDÍA. Sus propiedades son iguales a la del melón. Debe comerse madura, sola, masticarse bien para que su digestión sea fácil; de postre sería muy indigesta. Su gran cantidad de agua fisiológica facilita la expulsión de impurezas del organismo. Contiene grandes cantidades de licopeno y glutatión, compuestos antioxidantes y anticancerosos.

Indicaciones terapéuticas: Tiene un maravilloso poder refrescante; da energía; limpia el hígado; alivia los gases intestinales. Es antibacteriana y anticoagulante (se recomienda consumir también la parte blanca de la sandía que contiene vitamina K). Evita la formación de mucosidades y disminuye la inflamación de las mucosas. Propicia la secreción renal. Es excelente diurético. Depurador sanguíneo y aumenta los glóbulos rojos. Buena en problemas de hipertensión. En las fiebres. Las semillas son ricas en vitamina E, se puede hacer una horchata con ella o licuarlas con la pulpa y colar.

TAMARINDO. Contiene cantidad de azúcares disimulados por su excesiva acidez. Su pulpa contiene el complejo B y vitamina C; ácidos málico, cítrico, tartárico, pepsina y sales minerales predominando el tartrato ácido de potasa (cremor tártaro) al cual debe su efecto laxante. Es además depurativa.

Indicaciones terapéuticas: efecto purgante al ingerir unos 120 g; útil en afecciones del sistema digestivo. Es diurético. Las semillas son ricas en proteínas, grasas y otros nutrientes. Son de buen sabor, alto valor energético y de fácil digestión. Las puede tostar para quitarles más fácilmente la cáscara y luego cocinarlas como cualquier leguminosa.

TEJOCOTES. La fruta se come bien madura. Es nutritiva y de fácil digestión. Preparados con piloncillo o miel de abeja en compota, jalea o ate, aumenta su valor en calorías.

Indicaciones terapéuticas: El fruto en jarabe sirve en las afecciones del sistema respiratorio, tos, congestión bronquial o inflamación pulmonar. Las hojas en infusión al 10% (3 tazas al día) para afecciones del sistema urinario (son diuréticas). La raíz del arbusto es un diurético más enérgico que las hojas (50 g en un litro de agua, hervir, tomar 3 tazas al día), indicada en afecciones de los riñones y de la vejiga (nefritis, cistitis), sobre todo cuando hay retención de líquido en las piernas o en edema, ya sea localizado o general. Aminora la cantidad de glucosa en la sangre y orina (sería útil su uso en la diabetes).

TUNA. Es una fruta ideal. Contiene abundante agua, celulosa y glucosa. Contiene vitaminas, sales minerales, ácidos orgánicos, materia nitrogenada, proteínas, grasas, calorías. Es astringente. Su consumo en gran cantidad con semillas puede producir atascos intestinales. Se recomienda licuarlas con poca agua y colar, disfrutará de un jugo muy delicioso. El Queso de Tuna contiene y conserva las propiedades de la tuna, pero, más concentradas, y por lo tanto sus efectos son más enérgicos.

Uso terapéutico: en afecciones del sistema respiratorio; diarrea; afecciones del hígado. Artritis. Afecciones renales. Ayuda al páncreas por lo que es bueno para diabéticos. Ayuda a la circulación y a enfermos de la próstata. El ayuno de jugo de tuna por su alto contenido de azúcar asimilable alivia el cansancio por trabajo físico o intelectual.

UVAS. Es el fruto de la "Vid" de la "Vida". Los lugares donde se cultiva la uva son el clima ideal para la vida del hombre. Hay muchas variedades y sabores. Contiene abundante agua viva, dinámica de muy alto valor biológico. A esta fruta maravillosa se le llama "La Reina de las Frutas", es uno de los mejores alimentos, casi contiene todos los nutrientes que necesita el ser humano de todas las edades. Se come madura y fresca y con la piel que contiene gran riqueza vitamínica, celulosa y ácido tartárico, sólo hay que masticarla bien. No comerla de postre es preferible comerla sola. Son un excelente reconstituyente del organismo y un maravilloso purificador de la sangre. Es laxante natural. Son una fuente considerable de vitamina C, magnesio y potasio. Se puede transformar completamente el torrente sanguíneo con una monodieta y así desintoxicar el organismo dándole vitalidad y salud. Contiene vitamina A y las del complejo B; sales minerales: calcio, hierro, fósforo, sodio. Ácidos orgánicos málico, cítrico, gálico, tánico, tartárico, succínico y salicílico. Elementos como lecitina, lencina, quercitina, tirocina. Fructuosa, levulosa, y glucosa en forma de azúcar que asimila el organismo sin ningún esfuerzo. El jugo de uva lo extrae licuándola con poca agua y de preferencia cuele.

Indicación terapéutica: Favorece las defensas del organismo por lo cual previene y cura. La uva roja, contiene abundantes antioxidantes y compuestos anticancerosos. Es antiviral y antibacteriana. Son laxantes; diuréticas; descongestionan el hígado y conductos biliares; son tónicas en el proceso digestivo por la estimulación en la secreción de los jugos gástricos y facilita la formación de pepsina; facilita la resistencia a las afecciones del sistema respiratorio; purifican sangre y tejidos por su poder alcalinizante y su contenido de minerales y vitaminas; proporciona energía a todos los sistemas del organismo. Ayuda a prevenir los infartos del miocardio y la arteriosclerosis. Posee una constitución parecida a la leche materna, y se le denomina: "leche vegetal". Las pasitas o uvas pasa pierden algunas propiedades pero se pueden usar como alimento energético y en padecimientos del sistema respiratorio.

ZAPOTE BLANCO. Debe comerse maduro, cuando su pulpa esta suave, es de fácil digestión y es bueno para todas las edades. Contiene sacarosa, glucosa, albúminas, pectina, calorías.

Uso terapéutico: es un sedante natural para las afecciones del sistema nervioso. Calma dolores del reumatismo.

Hay más de seiscientas especies diferentes de zapotes como el chico zapote, zapote domingo, zapote mamey, etc. Se aprovecha toda la planta de las zapotáceas, su corteza, tronco, hojas y la semilla de la cual se extrae aceite, de la corteza se extrae el chicle.

ZAPOTE NEGRO. Debe comerse maduro cuando su pulpa esta suave y es de fácil digestión. Contiene glucosa, sacarosa, albuminoides, proteína, celulosa, grasa, calorías, gomas (hace una película para proteger el estómago), vitaminas A, B1, B2, B3.

Uso Terapéutico: afecciones del sistema digestivo (gastritis) y es ligeramente laxante.

ZARZAMORA. De la familia de las bayas. Debe comerse madura.

Uso terapéutico: Fiebres, reúma, cistitis, gripe, raquitismo.

2. Las hortalizas

LAS HORTALIZAS *en estado crudo,* tienen todos los elementos nutritivos, como la clorofila con efectos alcalinizantes en el organismo. Contienen vitaminas y son muy ricas en minerales, además de su contenido en celulosa que ayuda a los movimientos peristálticos del intestino. Los vegetales son los constructores del organismo y una delicia que no cansa. No deben faltar en su mesa.

Los **tubérculos** crecen debajo de la tierra como la papa el camote y otros. Parece una estrategia del reino vegetal este tipo de crecimiento, para resistir bajas temperaturas de climas de altas latitudes. Los tubérculos son ricos en almidón, con un contenido calórico mediano pero con un contenido considerable de vitamina B3 (Niacina), nada de vitamina D, pocas proteínas y un poco de los demás nutrientes.

Se recomienda lavar, cepillar y desinfectar las verduras en agua con sal o limón o vinagre por una hora y lavar bien. Cuando las cocine, no tire el agua de la cocción pues en esta se han diluido los minerales y vitaminas; úselo para sus sopas. Las hojas de zanahoria, betabel y rábano son de gran valor biológico.

La siguiente es sólo una breve información sobre el valor nutritivo de algunas de las verduras que la Madre Naturaleza nos regala.

ACEITUNA. También llamada Oliva. Comúnmente se come verde y en salmuera, con poco valor nutritivo. En estado maduro contienen un alto porcentaje de aceite, el cual se extrae y es el llamado aceite de olivo de alto valor nutritivo con el que se preparan ensaladas, guisos, etcétera.

Uso terapéutico, en su estado natural, el aceite de olivo es un magnífico colagogo (aumenta el flujo de bilis hacia el duodeno) y de todas las afecciones hepáticas en general (tomar una cucharada en ayunas y un vaso de agua calientita con el jugo de un limón). Es un antiácido muy bueno; lubricante intestinal y laxante suave. Protege las arterias y reduce el colesterol indeseable. Ayuda a regular el azúcar en la sangre. Baja la presión arterial. Tiene gran valor antioxidante y puede ayudar a la prevención del cáncer. Estimula las secreciones pancreáticas, hepáticas y de los intestinos. Usado externamente, suaviza y rejuvenece la piel; al pelo lo tonifica y le da aspecto brillante. La infusión de la corteza y las hojas del olivo, alivia la fiebre y las neuralgias. Las hojas en infusión sirven para la hipertensión arterial por arteriosclerosis o por problemas renales.

AGUACATE. (ahuacatl) o palta está listo para su consumo cuando al oprimirlo con suavidad está blando. En algunas regiones centroamericanas se combina con tortillas de maíz para formar una comida completa. Su valor nutritivo es excelente porque contiene no menos de 14 minerales, entre ellos son, el magnesio, sodio, potasio, calcio, hierro, fósforo, azufre, cobre, cloruro y 11 vitaminas, entre ellas son la vitamina C, B1, B2, B3, B5, B6, B9, K y altos niveles de aceite que contiene la pro-vitamina A, y vitaminas D y E, y proteínas, grasas, carbohidratos, calorías, por lo cual se sugiere sólo comer un aguacate al día. Se le utiliza como verdura o como fruto. Mejora muchas ensaladas. Si se tritura con especias y otros ingredientes se obtiene una deliciosa pasta para canapés.El guacamole lleva aguacate, jitomate, cebolla chile verde y sal.

Indicación terapéutica: Ideal para los niños como energético, tonifica el sistema nervioso y el nervio óptico. Reduce el colesterol Dilata los vasos sanguíneos. Es una fuente muy rica de glutatión, poderoso antioxidante.

Sobre la piel es un maravilloso emoliente pues protege y suaviza, es inocuo por lo que es ideal para las pieles sensibles.

AJO. El ajo generalmente es empleado como condimento. Antiguamente se le consideraba sagrado y poderoso. Es tonificante, depurativo, estimulante y vitalizante. Contiene un aceite sulfurado llamado alilo que le da ese olor fuerte. Minerales: calcio, magnesio, sodio, potasio, hierro, fósforo. Vitaminas: B1, B3, C, pro-vitamina A. Proteínas, grasas, carbohidratos, agua, celulosa, cenizas, Omega-3 y otros elementos.

Como uso terapéutico: Es un antídoto, protector, y antibiótico natural; que combate bacterias, parásitos del intestino y virus. Mejora la flora intestinal y la bacteria benéfica. Es desinfectante; es aperitivo; es un maravilloso circulatorio; es un excelente normalizador de la presión sanguínea; baja el colesterol en la sangre; actúa sobre el sistema respiratorio como expectorante y en bronquitis y asma; ayuda a disolver acumulaciones de moco en las cavidades de los senos maxilares y frontales, en el tubo bronquial y los pulmones. Apoyo en la tuberculosis. Activa el funcionamiento del hígado. Actúa sobre el sistema urinario. Por exudación elimina venenos del cuerpo. Estimula la función sexual y propicia la producción de semen en los hombres. Contiene diversos agentes anticancerosos, en especial contra el cáncer gástrico. Dos o tres dientes de ajo al día disminuye la posibilidad de ataques cardíacos; tonifica el corazón. En general el ajo apoya a los sistemas digestivo, circulatorio, respiratorio glandular, etc. Es diurético. Es muy saludable cuando se combina ajo, cebolla y jengibre. El ajo hervido (jarabe) corta el catarro y otras afecciones respiratorias en unas horas. Si toma tabletas de ajo, que sea ajo quiólico, pero no el desodorizado artificialmente. No es recomendable a las mujeres que amamantan.

ALFALFA. Es una maravilla de la naturaleza. Su nombre significa "padre de los alimentos" por su gran riqueza en minerales y vitaminas.

La alfalfa es uno de los alimentos más ricos en clorofila. **La molécula de la clorofila** es químicamente similar a la de la sangre humana, excepto que su átomo principal es el magnesio, mientras que el de la sangre humana es el hierro. La clorofila apoya a todos los sistemas del organismo por lo cual aporta al cuerpo salud, vitalidad y resistencia a las infecciones. Contiene un equilibrado contenido de calcio, sodio, potasio, magnesio, fósforo, cloro, azufre, la silocona y elementos traza. Y vitaminas C, provitamina A, B1, B2, B5, B6, B9, K y 8 aminoácidos esenciales.

Uso Terapéutico: La alfalfa es diurética, aperitiva y tónica en general.

ALGAS MARINAS. Verdura típicamente marina, son muy utilizadas en la dieta macrobiótica. Es uno de los maravillosos alimentos muy apreciados en el Japón, donde se consumen frescas y se emplean en la elaboración de sopas, salsas, guisados, repostería, etc., pero son ajenas a la tradición occidental.

Las algas existen desde los inicios de la vida en nuestro planeta y hay miles de especies de agua salada y dulce. Su función de fotosíntesis transforma el agua y el anhídrido carbónico en materia prima de la vida. Para eliminar la sal hay que remojarlas en agua al menos una hora. Se deben cocinar a fuego lento.

Como alimento, las algas se recomiendan por su alto contenido en proteínas, vitaminas A, C, D y algunas del complejo B, especialmente vitamina B12; sales minerales y elementos traza. Su olor no difiere mucho del de los pescados. Unas tienen sabor similar a algunos vegetales. El llamado **Kelp,** es una de las variedades más conocidas en occidente y uno de los más valiosos suplementos en la alimentación humana; usada con moderación ayuda a construir nuestro organismo. Ricas en yodo, vitaminas y minerales, elementos traza y muchos componentes vitales. El **Alga Spirulina**, llamado el alimento de oro de los aztecas, es un maravilloso complemento alimenticio de muy alta calidad que no debe faltar en la dieta diaria en especial para niños. Contiene 64% de proteína, aminoácidos esenciales y no esenciales, varios minerales como el hierro y vitaminas del complejo B entre otras, clorofilas, ácidos grasos, ARN, ADN. Es un energético fabuloso. Reduce el apetito si se consume 1/2 hora antes de los alimentos.

Uso terapéutico: se emplean contra el escorbuto, el bocio y en general todos los padecimientos por falta de yodo. Personas con acné consumirlas poco. Sirven como protectoras de las mucosas. El **alga Nori** mata bacteria y parece que ayuda en la cicatrización de las úlceras. El **alga parda** tiene acción antiviral y antibacteriana.

ALCACHOFA. Contiene: vitaminas C, B1, B2, B3 y minerales: potasio (50%), sodio, magnesio, calcio, hierro, cobre, azufre, fósforo, flúor, yodo, cloruro. Proteínas, calorías, carbohidratos.

Uso terapéutico: Ayuda en dolencias del hígado y es diurética. Estimulantes del intestino. Estreñimiento. Reumatismo. Artritis. Diabetes. Contiene aceites valiosos con efecto estabilizador sobre el metabolismo humano. Si se toma por semanas, restaura los nervios a su estado normal.

AMARANTO. Uno de los alimentos más importantes del México Prehispánico. En los últimos 100 años ha sido alimento esencial en China, la India, Nepal, Paquistán y el Tíbet. El 50 % de la planta es comestible. Puede comerse en ensaladas, guisados y su harina en tamales y atole, etc. Tiene un alto valor nutritivo por su calidad y cantidad de proteínas mayor que los cereales. Regula la insulina por el zinc que contiene. Es rico en lípidos, fibra cruda, cenizas, aminoácidos y lisina. Su semilla contiene potasio, sodio, magnesio, manganeso, cobre, zinc, níquel, calcio y hierro. Contiene vitaminas: tiamina (B-1), riboflavina (B-2), niacina (B-3), C y A, complejo B.

APIO. En ensalada o en jugo. Posee un equilibrado contenido de vitaminas, elementos nutritivos y minerales en especial es alto su contenido de sodio. Una de sus cualidades químicas es mantener el calcio en solución y mantener el flujo de la sangre y linfa. Contiene: vitaminas C, E, B1, B2, B3, B5, B6, B9, H y minerales: sodio, potasio, calcio, magnesio, hierro, manganeso, cloruro, fósforo, azufre, cobre, zinc. Proteínas, carbohidratos.

Uso terapéutico: Es depurativo y antiácido. Regulador del PH de la sangre. Magnífico para diabéticos. Calmante del sistema nervioso. Problemas de hígado y vesícula biliar. Problemas menstruales. Combate cálculos y arenillas, estreñimiento. Diurético. Es un tónico general. Regula la presión arterial. Alivia el dolor de cabeza, de las glándulas genitales, de los ovarios y de la próstata. Problemas de la vejiga. Por los 8 compuestos cancerígenos que contiene elimina la toxicidad de agentes cancerígenos como el humo del cigarrillo. Combate el reumatismo y la artritis. El cocimiento de las hojas en leche, alivia el catarro pulmonar y el asma y también aclaran la voz.

BERROS. Contienen minerales: azufre, sodio, cloruros, fósforo, potasio, hierro, calcio y una de las mejores fuentes de yodo. Vitaminas: C, B9, pro-vitamina A, E, B1, B2, B3, B5, H.

Uso terapéutico: purifica la sangre; revitaliza; limpia el sistema digestivo, hígado y vesícula biliar; es diurético; benéfico para personas con presión arterial alta. Tuberculosis. Diabetes. Excelente depurador del organismo, en especial de los bronquios, pulmones, hígado, riñones y el bazo. Úselo con prudencia.

BETABEL. Contiene: minerales: potasio, sodio, azufre, cloruro, fósforo, calcio, magnesio, hierro, manganeso, cobre, zinc. Vitaminas: C, B9, B5, B6, B2, B1, B3. Comerlo crudo para aprovechar al máximo los aminoácidos y los minerales (sí se toma en jugo es preferible tomarlo en pequeñas cantidades y combinarlo con otros). Ayuda a construir los corpúsculos rojos de la sangre (aumenta su valor nutritivo junto al jugo de zanahoria). Es rico en carbohidratos digeribles que aumentan al cocerse, pero también concentra su contenido mineral sin perderlo y las vitaminas se reducen.

Uso terapéutico: Si se quiere subir de peso comer betabel cocido y con queso cottage o tofu, almendras molidas y manzanas horneadas. Su sabor tiene un efecto estimulante sobre los intestinos. Limpia y regula el sistema digestivo por la presencia de la coleína, controlando el movimiento peristáltico y reforzando la asimilación de los alimentos. Limpia el hígado, la vesícula biliar, riñones y próstata. Problemas menstruales y de la menopausia. Mejora notablemente la circulación. Cálculos en riñones. Debilidad sexual. Poderoso reconstituyente en la convalecencia (junto al jugo de zanahoria y pepino es excelente).

BERENJENA. Originaria de India e introducida a Europa por los árabes.

Uso terapéutico: reduce el colesterol.

BRÓCOLI. Esta hortaliza es una variedad de col y con cualidades parecidas a la coliflor y a las colecitas de Bruselas, pero las sobrepasa a todas en cuanto a nutrición. Su parte comestible, la flor, contiene en abundancia vitamina C, índoles y clorofila por lo que la hace digerible.

Una taza de brócoli al vapor le da lo que requiere una persona al día de vitamina A, dos veces lo que requiere de vitamina C, 6 % de vitamina B-3 (niacina), 9 % de calcio, 12 %de fósforo, 10 % de hierro, 20 % de la necesidad de fibra, más potasio, 5 grs de proteína, 45 calorías.

Indicación terapéutica: Tiene acción anticancerosa, en especial en el cáncer de seno (mama), cólon y pulmón. Tiene acción antioxidante muy poderosa. Previene las úlceras y los virus.

CALABAZA. (de Castilla) Contiene minerales: potasio, sodio, calcio, azufre, cloruros, fósforo, cobre, hierro, magnesio. Proteína, calorías. Vitaminas: pro-vitamina A, C, B1, B2, B3.

Uso terapéutico: El jugo elimina las lombrices del aparato digestivo; estimula suavemente los riñones y el aceite obtenido de la semilla es valioso para la próstata.

CEBOLLA. Generalmente es empleada como condimento. Se dice que es un alimento curativo universal, pues construye nuestro cuerpo en notorio grado. Crudas son más efectivas. Junto con el ajo y el jengibre, aumenta su valor curativo. Contiene minerales: potasio, sodio, azufre, fósforo, calcio, magnesio, hierro, manganeso, cobre, flúor, zinc. Vitaminas: A, C, E, K, P, B9, H, B2, B1, E, B3, B5, B6, además contiene almidón, azúcares, etcétera.

Uso terapéutico: Purifica la sangre y estimula su producción. Mejora la circulación sanguínea. Depura los humores, elimina las úlceras y abscesos. Normaliza el sistema nervioso simpático. Tonifica el cerebro. Problemas del sistema respiratorio. Auxiliar en la eliminación de mucosidad. Auxiliar en la digestión. Combate el estreñimiento. Cálculos renales. Es diurética, antiescorbútica y algo afrodisiaca. Problemas del bazo. Limpia el hígado. Aliado en la solución de reuma o artritis deformante. Ayuda a neutralizar el exceso de colesterol en la sangre y es preventiva de la arteriosclerosis y coágulos. Cistitis. La cebolla hervida con leche elimina las lombrices. La cebolla y vinagre eliminan las manchas de la piel. El jugo de cebolla frotado en cuero cabelludo propicia el crecimiento del cabello y lo vigoriza. El caldo es bueno para afecciones nerviosas. Corrige alteraciones de la piel, aplicada cruda sobre la región enferma. La cebolla desflemada en vinagre se aplica sobre las várices cada 2 horas. Cebolla y nabo rallados en crudo tomados diario son buenos en casos de tumores y cálculos. Las personas que padecen presión alta, úlcera, colitis evite su consumo excesivo.

COL. Hay varios tipos de coles, como la berza (no repollada) y de color, blanca, morada y verde. La col es de fácil digestión comida cruda y sola, si se mezcla con otros alimentos produce fermentaciones y flatulencia. La sopa minestrone con col es deliciosa y sana siempre que consuma el caldo. Contiene índoles y fenoles que son protectores, más minerales: potasio, sodio, azufre, calcio, sílice, fósforo, cloruro, hierro, manganeso, zinc, magnesio, cobre, zinc. Proteínas, carbohidratos, calorías. Vitaminas: C, A, B9, B3, B5, B6, H, B1, B2.

Uso terapéutico: Contiene antioxidantes y contribuye a evitar el cáncer de cólon. Cura la úlcera gástrica o duodenal por su contenido de vitamina U. Constipación intestinal. Auxiliar en el cáncer de mama. Riñones y vejiga. Es depurativa por su alto contenido de azufre orgánico. Mantiene una piel y cabello sano. Auxiliar en el asma. Las hojas son refrescantes y se pueden aplicar a partes inflamadas del cuerpo e incluso heridas.

COL DE BRUSELAS. Desde el punto de vista nutritivo es importante. Contiene protectores como los índoles y fenoles. Es de las principales proveedoras de vitamina C, comerla cruda nos da casi un 100% (el doble de la naranja), y vitaminas B9. B6, B2, B1, B3, B5, H. Minerales: potasio, azufre, fósforo, cloruro, calcio, magnesio, sodio, hierro, manganeso, cobre, zinc. Proteínas, carbohidratos, calorías. El jugo de colecitas de Bruselas y ejotes es un buen auxiliar para la diabetes en adultos.

COLIFLOR. Es una flor entera en forma de masa compacta, carnosa y tierna. Si la cuece, no tire el agua del cocimiento utilícela en sopas, etc. Es un gran alcalinizante del organismo. Contiene agua, celulosa, grasas, hidratos de carbono, proteínas, azufre, potasio, fósforo, sodio, cloro, hierro, magnesio y buena cantidad de vitaminas A, C, B-1, B-2, PP, K y algo de vitamina E.

Uso terapéutico: para problemas del hígado y de los riñones. Es depurativa del organismo. Antianémica.

CHÍCHARO. Contiene suficientes elementos nutritivos y es preferible comerlo en su estado verde, así es digestivo, mineralizante y reconstituyente.

Para los estómagos delicados consúmalos con moderación. Cuando están secos, deben evitarlos las personas con problemas renales, del hígado y arteriosclerosis porque les producirían flatulencia y una difícil digestión.

DIENTE DE LEÓN. Extremadamente alto en potasio, calcio y sodio; alto en magnesio, hierro y fósforo. Rico en vitaminas C y A y vitaminas B2, B1.

Uso terapéutico: quitando azúcar y fécula, ayuda al hígado, la vesícula biliar y al sistema nervioso. Es diurético. Fortalece los huesos, dientes y espina dorsal (junto con jugo de zanahoria y las hojas de nabo aumenta su valor nutritivo para estos padecimientos de los huesos). Las hojas secas, tostadas y molidas como sustituto del café tienen efectos benéficos en digestión y reumatismo.

ESPARRAGO. Muy cotizado como alimento. Contiene minerales: potasio, fósforo, azufre, cloruro, calcio, magnesio, sodio, cobre, manganeso, hierro, zinc. Proteínas, calorías. Vitaminas: B9, C, B2, B1, B3, B5, B1, B6, H. Aceites esenciales poderosos.

Uso terapéutico: es laxante suave. Regula problemas glandulares. Purifica la sangre. Tonifica el sistema nervioso. El alcaloide aspargina tiene efecto sobre los riñones disolviendo los cristales del ácido oxálico inorgánico, y también como diurético. Alivia la gota. Ayuda a curar la hidropesía y la inflamación del bazo. La semilla pulverizada, se mezcla con azúcar en partes iguales y tomar sólo la punta de la cuchara; ayuda a desinflamar el hígado y en los vómitos que persisten.

Cocimiento: en 1 litro de agua poner 300 g de espárragos y dejar hervir hasta que quede 2/3 partes (sí se hace sólo con las puntas poner 100 g). Comiéndolos como verdura alivian las hemorroides y regularizan la digestión. La infusión del rizoma de la planta (3 g para 1/2 litro de agua) actúa como calmante de las palpitaciones del corazón por estados emocionales. Mejora la circulación. Insomnio debido a anemia cerebral. Por su acción diurética disminuyen los edemas. Deben evitarlo las personas con diabetes y las propensas a inflamación renal o usarlo con mucha prudencia y bajo vigilancia médica.

ESPINACA. Es el mejor alimento para todo el tracto digestivo y el más vital. Limpia, reconstruye y lo regenera. Contiene suficiente ácido oxálico, importante elemento para estimular y mantener los movimientos peristálticos (contracción-expansión) del intestino. El ácido oxálico cocinado se convierte en materia inorgánica (en cristales que se depositan en los riñones), y al comer calcio en la misma comida, los dos se destruyen. El ácido oxálico orgánico y el calcio son una combinación benéfica para ayudar a la asimilación de los alimentos y los movimientos peristálticos. La espinaca tiene concentrados minerales y vitaminas. Sus minerales: calcio, potasio, sodio, fósforo, magnesio, azufre, cloruro, hierro, cobre. Proteínas, calorías. Vitaminas: C, B9, A, B2, B1, B3, B5, H

Uso terapéutico: contiene antioxidantes. Protege contra el cáncer. Elabora sangre, la revitaliza y la regenera. Laxante. Anemia. Sistema nervioso. Su fibra ayuda a disminuir el colesterol en la sangre.

EJOTE. Contiene minerales: potasio, sodio, cloruro, fósforo, calcio, magnesio, manganeso, cobre, hierro, zinc. Calorías, carbohidratos, proteínas. Vitaminas: C, A, B3, B1, H, B2, B5, B6.

Uso terapéutico: estimula el sistema nervioso y posiblemente estimula la producción de insulina combinados con colecitas de Bruselas en jugo, tomar medio vaso diario. Bueno en la convalecencia. Gota.

HINOJO. Su valor nutritivo es similar al apio. Contiene aceites esenciales. Vitaminas C, A, Complejo B. Minerales: potasio, calcio, fósforo, hierro. Calorías, carbohidratos, grasas.

Uso terapéutico: construye la sangre. Para problemas menstruales y anemia en combinación con zanahoria y betabel. Benéfico en la convalecencia. Migrañas. Indigestión estomacal. Para debilidad óptica junto con jugo de zanahoria.

JENGIBRE. El té de jengibre se recomienda para aliviar cólicos de la menstruación y de la fatiga en general, actúa sobre la parte baja de la espalda y las glándulas. Tos, catarro, fiebre. Nutre el sistema nervioso. Estimula la digestión. Junto con la cebolla y el ajo aumenta su valor curativo.

JITOMATE. El jitomate fresco, crudo y de color rojo intenso es muy benéfico al organismo; su reacción es alcalina. Consérvelos más tiempo refrigerados y evite guardarlos juntos. Sus elementos vitales y equilibrados mineralizan la sangre. Es rico en calcio, potasio, sodio y magnesio, también contiene manganeso, hierro, fósforo, flúor, zinc, cloro, cobre y cobalto. Algo de ácido oxálico y un alto contenido de ácido cítrico y málico que son necesarios para metabolizar los alimentos. Vitaminas: C, provitamina A, D, E, P, B9, H, B3, B1, B5, B2, B6., C, K, P. Es pobre en calorías y azúcares.

Uso terapéutico: se ha asociado con la menor incidencia de cáncer en el páncreas y del cuello uterino. Contiene licopeno, un importante antioxidante y compuesto anticanceroso que interviene en la reacción en cadena de los radicales libres. Ayuda en la digestión y en el estreñimiento. Es un apoyo en la debilidad general. Tonifica el hígado y el páncreas. Depura la sangre. Cura herida internas y externas. Previene la fatiga muscular, el sangrado de encías y el escorbuto. Para la anemia es bueno junto a la zanahoria y espinaca. Participa en la contracción muscular y en la transmisión de impulsos nerviosos. Combate el escorbuto y padecimientos bronquiales. Importante en el crecimiento de los niños.

LECHUGA (orejona). Entre más verde es mejor. Contiene minerales: potasio, fósforo, yodo, magnesio, calcio, hierro, cobalto, cobre, zinc, azufre, cloruro y arsénico. Vitaminas: C, A, E, B1, B2, B3, B5, B6, B9. Alcaloides de efectos poderosos. Comer las hojas más verdes. El jugo es recomendable en caso de insomnio.

Uso terapéutico: De efecto sedante y tónico para el sistema nervioso (insomnio), órganos digestivos; tónico sobre las glándulas. Fertilidad. Laxante. Sólo como apoyo a la tos nerviosa, diabetes y asma. Diurética. Problemas gástricos (combinada con zanahoria y espinaca aumenta su efecto). Pelo: (con zanahoria, alfalfa, pimiento). Mineraliza la sangre combatiendo la acidez estomacal. Desintoxica el organismo. El cocimiento del tronco y de la raíz se recomienda en casos de estreñimiento, irritación o dolores de estómago e intestinos.

NABO. Las hojas crudas son fuente de alto contenido en calcio y en potasio. Contiene minerales: cloruro, sodio, fósforo, azufre, magnesio, hierro, cobre. Calorías, carbohidratos, proteínas. Vitaminas: C, A, E, B6, B9, B3, B1, B2, B5, H.

Uso terapéutico: reconstituyente para el cansancio y depresión. Riñones. Ligeramente expectorante. Tiene acción bacteriana. Hemorroides (junto con espinaca, zanahoria y berros). Presión alta. Reuma. Regula el colesterol.

NOPAL. Contiene gran cantidad de vitamina C y E y es fuente muy importante de fibra digestiva. Estudios científicos han demostrado que el nopal disminuye en forma muy importante los niveles de glucosa en la sangre, permitiendo controlar la hipoglucemia y los síntomas que caracterizan a la diabetes. Para personas diabéticas es de valor incalculable, pues les ayuda a controlar el azúcar si lo toman crudo junto con su jugo de la mañana. Asados ayuda en las deficiencias del hígado, a la vejiga inflamada y disminuye la irritación en la cistitis. Combate las afecciones de los bronquios.

PAPA. Contiene minerales: potasio, cloruro, fósforo, azufre, magnesio, calcio, sodio, hierro, cobre. Celulosa, cenizas, fécula, albúmina, grasa, agua y Vitaminas: C, B9,

B3, B1, B2, B5, B6, H, K, PP. La papa debe consumirse con cáscara y cruda de preferencia. Debe cocerse con cáscara que es alcalina y equilibra la acidez de la pulpa. Las partes verdes y los brotes, hay que quitarlos porque contienen un alcaloide tóxico llamado solanina.

Uso terapéutico: Cruda, elimina el ácido úrico. El caldo de la cáscara afloja las endurecidas articulaciones del reumatismo y artritis (tomar por las mañanas). El jugo de papa combinado con zanahoria y apio, es recomendable para úlceras gástricas y del duodeno, estreñimiento, hemorroides, alivia dolencias de músculos, enfisema pulmonar, tonifica el sistema nervioso, es un gran reconstituyente muscular, ayuda a controlar el azúcar por lo que es bueno para los diabéticos en forma asada. La papa blanca contiene inhibidores de las proteasas que actúan contra el cáncer. Es fuente rica en potasio ayudando a prevenir la hipertensión y los problemas cerebro-vasculares. Según el Dr. Walker: "no debe comerse papa cuando hay alguna enfermedad venérea o tendencias afrodisiacas".

Uso externo: para manchas e infecciones de la piel. En cataplasma es antiinflamatoria.

PEPINO. Es una buena fuente de potasio. Minerales: calcio, cloruro, fósforo, sodio, azufre, magnesio, sílice, hierro, cobre, manganeso, zinc. Su contenido vitamínico es medio en: C, B9, B1, B2, B5, B6, B3.

Uso terapéutico: Es depurativo por la gran cantidad de agua biológica que contiene. Es el mejor diurético combinado con jugo de zanahoria y apio. Es estimulante del sistema nervioso. Tonifica el corazón. Elimina parásitos. Combate problemas de gota y reuma. Fortalece los músculos. Ayuda en el crecimiento de pelo, problemas de presión alta, reuma y piel, combinado con jugo de zanahoria, lechuga y espinacas. Uso externo: Es una loción y deja el cutis suave y fragante. El jugo lo puede conservar indefinidamente, hirviéndolo un minuto. Por 2 porciones de jugo, agregue una de alcohol. Aplicado sobre heridas y llagas es un buen cicatrizante.

PEREJIL. Consumirlo crudo en ensaladas. El jugo es muy poderoso y es mejor combinarlo con otros jugos apropiados y así es extremadamente benéfico y nos ayuda a conservar jóvenes nuestras arterias. Contiene una fuente importante de vitamina C y pro-vitamina a que da brillo a los ojos; además vitaminas B9, B6, B1, H, B2, B5, B3. Es fuente elevada de hierro y magnesio. Minerales: potasio, calcio, cloruro, fósforo, cobre. Calorías, proteínas.

Uso terapéutico: regula la menstruación y se debe al apiol, constituyente del estrógeno (hormona femenina). "El padre Kniepp decía que es uno de los mejores diuréticos para curar la hidropesía". Es esencial al oxigenar el metabolismo, manteniendo la normal función de las glándulas suprarrenales y tiroides. Limpia los riñones, vejiga e hígado. Es diurético. Sistema nervioso. Es relajante muscular. Mejora el apetito. Es un reconstituyente de la sangre. Anemia. Auxiliar en el tratamiento de diabetes. Regula el calcio en el organismo. Es un estimulante general. Por su alta concentración de antioxidantes es un maravilloso anticancerígeno. Aplicado sobre piquetes de insectos o de abejas desinflama y quita el dolor. Excelente refrescante del aliento, sobre todo después de comer ajo y también masticarlo cuando comienzan los dolores del alumbramiento. (Pruebe a congelar las hojas.)

PIMIENTO VERDE. Contiene altas concentraciones de vitamina C que es un antioxidante. Contiene abundante silicón necesario para el cabello y uñas. Cuando se sufre de cólicos, flatulencia y gases. Excelente en los problemas de la gripe, bronquitis, asma, infecciones respiratorias.

En la arteriosclerosis. En el cáncer. Cataratas. Se obtiene mucho descanso tomándolo con jugo de zanahoria y espinaca.

PORO. La información sobre los ajos, aplíquela al poro.

RÁBANO. Utilizar las hojas y raíz. Por su fuerte sabor picante, es conveniente comerlo en salsas o machacado, de una cucharadita al día dividida en dos tomas con mucho jugo de limón. Contiene indoles y fenoles que son protectores. Posee un alto contenido en potasio, yodo, sodio y también hierro y magnesio, también contiene azufre, calcio, manganeso, fósforo, cloruro. Vitamina C, B1 es por estas cualidades que limpia las membranas de mucosidades, al mismo tiempo que ayuda a regenerar y restaurarlas a su estado normal. Combinado con jugo de zanahoria ayuda a restaurar el tono de mas membranas mucosas del cuerpo.

Uso terapéutico: disuelve las mucosidades de nariz y senos maxilar y frontal y otras partes del cuerpo. Mucha mejoría en todo el sistema respiratorio. Mejora problemas suaves circulatorios. Es diurético. El rábano picante es más poderoso y tiene las mismas aplicaciones.

VERDOLAG. Son deliciosas y una buena fuente de nutrientes.

Uso terapéutico: el jugo de verdolaga es bueno para el insomnio si se toma antes de acostarse. Las hojas también hervidas y tomadas como agua de tiempo disminuye la fiebre. Ayuda al sistema urinario a eliminar las arenillas de la vejiga.

ZANAHORIA. Su color amarillo-naranja, se debe a su riqueza en betacaroteno, entre más fuerte es el color mayor su valor nutritivo. Es alcalino. Es antioxidante. El jugo es de los más saludables y deliciosos, tomado en ayunas por periodos prolongados sana afecciones del hígado y neutraliza la acidez del estómago Es la fuente más alta de vitamina A y también vitaminas del grupo B, C, D, E, G, K, H. Los minerales: potasio, sodio, cloro, fósforo, calcio, magnesio, azufre, hierro, cobre, manganeso. "La molécula del jugo de zanahoria es exactamente análoga a la molécula de la sangre" dice el Dr. Walker.

Uso terapéutico: Ayuda a normalizar todos los sistemas del organismo, los repara, desinfecta, tonifica, vivifica y los fortalece. Purifica la sangre. Vista. Cólon. Piel. Dientes. Úlcera. Senusitis. Cáncer. Nervios, etc. Protege las arterias. Fortalece el sistema inmunológico. Reduce el riesgo de desarrollar cataratas y angina de pecho. El jugo de zanahoria, betabel y coco, limpia riñones y vesícula biliar. Es un constructor del cuerpo.

CALDO DE VERDURAS

Poner a hervir la cantidad de agua que le convenga con verduras como zanahorias sin pelar; tallos de apio con todo y hojas; tallos de coliflor; todas las hojas de verduras que tenga en casa; nabos sin pelar, cebollas, ajo, etc. Se hervirá a fuego lento por 2 horas. Colar y sólo emplear el líquido y tirar las verduras que han perdido su valor nutritivo y sabor. Con este caldo prepare todas sus sopas y guisados.

3. Granos integrales

LOS GRANOS INTEGRALES (*enteros*), *son en esencia, presencia y potencia el milagro de nuestra existencia. Son un tesoro de proteínas, minerales y vitaminas. Los granos enteros (cereales, leguminosas, nueces, semillas y también frutas y vegetales crudos), contienen los 12 minerales: azufre, calcio, cloro, flúor, fósforo, silicio, sodio, potasio, hierro, magnesio, yodo, manganeso, selenio y carbono, hidrógeno, oxígeno.*

Nota: Los alimentos en estado natural contienen harinas y azúcares perfectamente asimilables al organismo humano.

Los **CEREALES**, *son los que crecen en espiga, como el arroz, maíz, trigo, avena, cebada, centeno, mijo, sorgo. Son de fácil digestión enteros o germinados. Los cereales contienen almidón de igual forma también el camote, yuca, plátano y papa.*

Las **LEGUMINOSAS** *se dan en vaina, como el frijol soya y lenteja (muy proteínicas), garbanzos, habas, alubias, chícharo, alfalfa, semilla de tamarindo y todas las variedades de frijol.*

Nota: Para los intestinos no acostumbrados a su consumo, la ingestión de leguminosas puede formar gases por lo que se sugiere comer poca cantidad hasta la adaptación del tracto intestinal. Remoje los frijoles toda la noche antes de su cocción, mejora la digestión.

Las **LEGUMINOSAS** *combinadas con los cereales forman proteína completa, sus aminoácidos esenciales se complementan, pues las leguminosas son deficientes en metionina y los cereales en lisina. Una buena combinación es: 1/3 parte de leguminosas y 2/3 partes de cereales.*

Las legumbres entre más viejas producen más fermentación, así que es mejor germinarlas.

FRIJOL SOYA

Su nombre botánico es Glucine Max, de la familia de las legumbres o leguminosas. El nombre de soya viene de la antigua China: Sou. En tiempos modernos le llaman Ta Tou, que significa "gran frijol". Le consideran uno de los cinco granos sagrados. Éstos son: el arroz, trigo, cebada, mijo y soya. Es el grano mejor conocido para sustituir las proteínas de la carne, tiene un nivel proteínico excelente.

La soya contiene además minerales como: calcio, fósforo, hierro, sodio, cobre, magnesio, ácidos grasos esenciales, los aminoácidos esenciales, vitaminas como la tiamina(B-1), niacina(B-3), riboflavina (B-2), retinol (A), tocoferol (E), menadina (K), ácido ascórbico (C), calciferol (D).

Al sembrar soya, la planta enriquece la tierra porque posee simbiótica relación con la bacteria llamada rhisobia, que hace a la tierra más fértil y productiva. El maíz empobrece la tierra, así es que se pueden sembrar juntos o alternados.

La soya es un alimento económico y muy versátil. Se elabora leche, tofu (queso), go (masa), okara, yoghurt, germinado, harina (para panes y atoles), soya texturizada, café, etcétera.

LECHE DE SOYA   *(receta básica)*

1   taza con frijol soya
2 1/2 litros de agua
1   raja de canela
    piloncillo al gusto

Remoje el frijol soya de 10 a 17 horas. Tirar a las plantas el agua del remojo que sirve como fertilizante. Se lava bien para evitar malestar estomacal. Se pone a hervir la mitad del agua. Se muele en licuadora la soya con el resto del agua en tres tantos. Vaciar esto en el agua hirviendo y dejar a que sólo suelte el hervor. Cuele bien en coladera grande con una tela de manta de cielo encima. Poner la leche en la lumbre, agregar la canela y el piloncillo y dejar hervir a fuego lento de 15 a 20 minutos.

OKARA

Es la parte sobrante que se obtiene cuando se extrae la leche del frijol soya una vez que se ha licuado y colado.

Contiene aún proteínas de mucho valor nutritivo y la fibra vegetal esencial como auxiliar en el buen funcionamiento del intestino.

El okara puede sustituir la fibra, al preparar diversos platillos como picadillo, tortillas, panes, sopas, etcétera.

Nota: Al hacer sus panes de harina de maíz o de trigo, puede sustituir la cuarta parte de éstas de su receta original por okara. Así serán más nutritivos. Se puede emplear también en lugar de huevos cuando el okara está bien molido como masa (go).

TOFU *(queso)*
1   taza de frijol soya ya remojado
5   tazas de agua
2   limones (su jugo)

Se prepara la leche. Debe ser leche sumamente delgada. La leche colada y hervida por segunda vez, se deja enfriar. Cuando está tibia, se le agrega el jugo de limón poco a poco moviendo hasta incorporarlo. Dejar reposar hasta que cuaje. Debe sacarse con cuidado y vaciar sobre una manta de cielo y se cuelga para que escurra el suero. Sosteniendo las puntas de la manta, sumerja la cuajada en agua fría un rato. Al sacar el tofu, la tela debe desprenderse sola. Debe quedar una masa blanca y lisa de queso. Requiere de práctica y paciencia. Si gusta lo puede amasar añadiéndole sal o salsa de soya y también condimentarlo con ajo, perejil, etc. y moldearlo en forma de queso.

El tofu contiene 23% más de calcio que la leche de vaca. Su composición es alcalina y se recomienda para problemas del sistema circulatorio, ayuda a producir estrógenos y reduce el colesterol.

EL SUERO, puede emplearlo caliente como jabón para lavar ropa, como champú para el cabello, loción limpiadora del cutis; para lavar pisos de madera y muebles; es excelente fertilizante y alimento para la engorda de animales. Como caldo para sopas, etcétera.

Nota: el suero del tofu bien preparado, debe ser transparente y de sabor dulce; si está agrio, es que se pasó de limón, vinagre, etcétera.

MAYONESA DE TOFU
1   taza con tofu
5   cucharaditas de jugo de limón
5   cucharaditas de aceite
     Sal y pimienta al gusto
3   dientes de ajo martajado
Licuar:
Si gusta añadir perejil o cilantro picadito u orégano o ajonjolí tostado o cebolla picadita, etc. Condiméntela al gusto, según el platillo que la acompañe.

EL TRIGO
El trigo es una planta gramínea destacada, del grupo de los cereales. Contiene todos los elementos afines al mantenimiento del organismo humano. El trigo se produce en todo el mundo y hay numerosas variedades. Es uno de los alimentos básicos más importantes de la humanidad.

El trigo entero es el mejor balanceado. Contiene oxígeno, carbono, nitrógeno, hidrógeno, calcio, cloro, azufre, flúor, hierro, fósforo, ácido fólico, ácido pantoténico, aceite vegetal, proteínas, tiamina (B-1), riboflavina (B-2), niacina (B-3), harina blanca de poco valor nutritivo y celulosa. Las proteínas, fosfatos y nitratos ayudan a formar las 6 sales bioquímicas que componen el organismo humano. Cuando el trigo entero se germina, libera el almidón y es así como su riqueza nutritiva es asimilada al máximo.

El trigo se divide en 4 partes:
1. Salvado

2. Capa proteínica (gluten)

3. Almidón

4. Germen

Del trigo se extrae la sémola, el germen, salvado, aceite de germen de trigo, etcétera.

El grano entero está al alcance de todos y en él se encuentra todo lo aprovechable y nutritivo.

La harina al refinarse, pierde casi todos sus elementos nutricionales, restándole calidad como alimento restaurador, vitalizador y aportador de salud (la mayor parte de consumo en nuestro país es en forma de pan blanco). El germen es el embrión de la planta y la parte más nutritiva, contiene vitamina E, proteínas, grasas, etc. El salvado es la cascarilla que envuelve al grano, es importante fibra para la limpieza del intestino. Esta celulosa actúa como estimulante del movimiento peristáltico (contracción-expansión) del intestino y se recomienda tomarlo diariamente en dosis de 30 g para el estreñimiento y en casos rebeldes aumente la dosis. Contiene grandes cantidades de vitaminas y minerales. Los productos más conocidos para alimento humano son: harina, con la que se prepara pan, tortillas, atoles, pasteles, hot cakes, hojuelas, guisados, etcétera.

EL GLUTEN es económico, fácil de hacer, sin toxinas, sin ácido úrico, siempre fresco, sano y nutritivo, etc. El gluten es la parte proteínica del trigo. El almidón es eliminado en la preparación de éste. Es un alimento muy versátil, pues se elaboran diversos y exquisitos platillos. Contiene: Proteínas 45%, carbohidratos 20%, grasas 10%, agua 20%, minerales 5%, vitamina E y las del grupo B.

Preparación:

2 kilos de harina integral o blanca

agua la necesaria.

En un recipiente coloque la harina y agregue poco a poco el agua necesaria hasta formar una masa tersa. Cubra con agua esta masa en el mismo recipiente. Dejar reposar toda la noche o 6 horas. Lave la masa como si estuviera amasando; el agua se pone blanca y se tira, se sigue lavando con agua limpia hasta que sólo queda ligeramente blanquecina. Al salir el almidón se reduce mucho su volumen, quedando sólo la proteína. Se cubre nuevamente con agua limpia y se deja reposar 1 o 2 horas. Se saca del agua y se hacen bolitas que se palotean para darles forma de bistec, también puede cortarlos en cuadritos, tiritas o entero, depende del platillo que quiera preparar (le rinde aproximadamente de 16 a 18 filetes medianos).

Unos 10 minutos antes de las 2 horas de remojo, poner en la lumbre una olla con agua suficiente y con hierbas de olor, ajo, cebolla, apio y todas las hierbas que tenga a la mano, sazone con sal de mar o salsa de soya.

Cuando está hirviendo este caldo se agrega el gluten y se dejan cocer de 20 a 25 minutos. Se retiran del fuego y se escurren.

Están listos para prepararse como usted quiera, igual como prepara la carne, a la mexicana, milanesa, en salsa verde, con hongos, "cuete", "pancita", etcétera.

Lo único que le falta al gluten es el aminoácido llamado lisina que se encuentra en leguminosas y lácteos, por lo que debe combinarse con ellos.

EL MAÍZ

El maíz es una planta gramínea, originaria de América y ahora su cultivo está extendido por todo el mundo. Hay numerosas variedades.

El maíz es indispensable para la alimentación en nuestro país. Se elaboran riquísimos platillos y de gran variedad como: sopa de elote, enchiladas, chilaquiles, chalupas, panuchos, papadzules, totopos, pozoles, gorditas, pastel de elote, galletas, tamales, chiles atole, pinole, aceites, polenta, etc., ¿necesita un digestivo?: tome atole (atolli), use también el maíz cacahuazintle...

El maíz no contiene gluten, así que su harina no levanta igual a la de trigo.

EL ARROZ

El arroz es una gramínea, originaria de Asia. Su cultivo requiere terrenos húmedos. Es la alimentación base de los pueblos orientales.

Hay 2 tipos de arroz, el blanco o pulido que pasa por un proceso de refinación donde pierde valor nutritivo, pues se le extrae el germen y la cascarilla, también pasa por un proceso de blanqueamiento en que le añaden talco y glucosa; por eso hay que lavarlo bien y en esta lavada pierde además hasta 15% de su valor nutritivo.

Se recomienda consumir arroz integral por contener más fibra y riboflavina.

El arroz es uno de los platillos básicos de la dieta macrobiótica y vegetariana por su riqueza de calcio, carbohidratos, hierro, proteínas, fósforo, potasio, niacina (B-3) y riboflavina (B-2).

Se recomienda guardar en el refrigerador el arroz integral crudo.

El arroz integral cocido con apio aumenta su valor nutritivo, muy benéfico al organismo.

LA CEBADA

Planta gramínea parecida al trigo. Se cultiva en muchas regiones de la Tierra, inclusive en zonas al norte del Círculo Ártico, resiste los cambios de temperatura y crece con rapidez en terrenos húmedos. Es una planta anual igual que el arroz.

La cebada no ha sido suficientemente apreciada. Es rica en fósforo, hierro y magnesio, sodio, etc. Es refrescante y de fácil digestión para intestinos delicados; es diurética e indicada en problemas agudos del hígado.

Muy nutritiva con la cual se obtiene harina, panes, sopas, etcétera.

LA AVENA

Cereal de la familia de las gramíneas. Su consumo está extendido por casi todo el mundo.

Es un gran alimento energético y rico en sales minerales (fósforo, flúor, silicio, sodio, carbohidratos, etc.), especialmente en fósforo necesario al cerebro y al sistema nervioso.

La avena sin refinar barre con los ácidos inútiles del organismo. Es laxante e indicada para estómagos débiles y es de gran valor en la nutrición de los niños. Dos cucharadas de avena cruda licuada baja el colesterol.

EL CENTENO

Es un cereal de espiga larga parecida al trigo y cebada. Se cultiva en suelos pobres y se usa en la rotación de cultivos. Es altamente nutritivo en sales orgánicas

LOS GERMINADOS

El secreto de la vida está encerrado dentro de todo tipo de semilla. La vida es generadora de más vida. Todas las semillas poseen la misma estructura básica.

El proceso de germinación se efectúa a partir de las semillas. Este proceso se inicia con la absorción de agua por la semilla; su cáscara se suaviza y al hincharse aumenta su tamaño, no debe faltarle el agua hasta que el embrión se libere (éste se alimenta del albumen) y siga su desarrollo en el medio externo.

Cuando este proceso se está efectuando, se modifica el contenido nutritivo de la semilla; de ser un alimento acidificante de la sangre, se convierte en alcalinizante y también aumenta el valor nutritivo de proteínas, vitaminas, sales minerales y carbohidratos.

LAS ENZIMAS de las semillas, metabolizan las proteínas formando aminoácidos de más fácil digestión. Las enzimas metabolizan también las vitaminas (por ejemplo las vitaminas del complejo B aumentan hasta un 1500%, etc.) minerales y carbohidratos. Las enzimas transforman y multiplican todos los nutrientes de las semillas por ejemplo la vitamina C que rivaliza con los cítricos. Las enzimas metabolizan los carbohidratos transformándolos en azúcar de malta de fácil digestión, proporcionando desbordante energía al organismo.

Al germinar las semillas se reduce su naturaleza feculosa, y en su última etapa, cuando se expone a la luz, se forma la clorofila y la vitamina A. **La clorofila** es el mejor desodorante natural, un tónico para la sangre y la digestión, también elimina los efectos de radiaciones que dañan al organismo.

LOS GERMINADOS son un alimento fácil de preparar, completo y prodigioso, porque regeneran y rejuvenecen. Es el alimento más fresco y lleno de vida para nutrir nuestro cuerpo y los más libres de contaminación. Podría resolver el problema de la desnutrición en el mundo y sería una forma de sobrevivencia.

Puede comerlos en ensaladas, sopas, sandwiches, guisados, tacos, chop-suey, en licuados y en jugo, etcétera.

Piense en las semillas germinadas si desea darle energía y salud a su cuerpo. Para el sistema glandular y el sistema nervioso, éstas son una maravilla. **El germinado de trigo** es el más rico en nutrientes. El jugo de pasto de trigo (wheat grass) es alimento completo y evita el desarrollo del cáncer. Sus virtudes medicinales son milagrosas, desintoxica el organismo y purifica la sangre, repara las células y nutre el cerebro, etc. Es dulce y al principio podría provocar náuseas o mareos, hasta que el organismo se acostumbra.

LAS SEMILLAS O GRANOS se dividen en 2 grupos: los duros y los blandos.

Los frijoles tiernos y semillas pequeñas son del grupo de los blandos y su tiempo de remojo son de 2 a 4 horas en 4 tantos de agua antes de poner a germinar.

Las semillas chicas, grandes y recias son del grupo de los granos duros y su tiempo de remojo son de 8 a 10 horas en 4 tantos de agua antes de poner a germinar. El agua del remojo utilizarla como fertilizante para las plantas o usarla como caldo para sopas pues contienen nutrientes.

- Semillas pequeñas: alfalfa, mijo, ajonjolí, trébol, rábano, mostaza.
- Semillas con cáscara: girasol, calabaza, cacahuate, almendras, trigo sarraseno
- Semillas chicas y recias: trigo, centeno, avena, cebada.
- Frijoles tiernos: frijol mungo y lenteja
- Frijoles grandes y recios: alubias, habas, frijol pinto y canario
- Granos grandes y extra recios: frijol soya, garbanzo, maíz, chícharo seco
- **Nota:** *El frijol soya pierde su poder de germinación después de un año de cosechado.*
- Para conservar las semillas deben guardarse en un lugar seco y fresco y conservarse secas en recipientes de metal, vidrio oscuro o plástico herméticamente tapados para que no penetre humedad.
- Para conservar los germinados intactos puede guardarlos en el refrigerador por una semana o secarlos al

horno o en el comal a fuego suave, guárdelos enteros o molidos y le durarán tiempo indefinido (guárdelos como los granos).

Los puede agregar a sopas, ensaladas, licuados, etcétera.

PROCESO DE GERMINACIÓN

Todo lo que necesita es espacio en un lugar cálido de su cocina, un jarro, una charola, una cacerola o un frasco de vidrio con boca ancha de a litro, unos cuadritos de tela de manta de cielo y ligas. El proceso es igual para todas las semillas, sólo cambia las horas de remojo y tiempo de germinación.

1. Las semillas se lavan muy bien y se colocan (ya remojadas de antemano), en un frasco de boca ancha bien lavado; éste debe haber espacio suficiente para que las semillas germinen.

2. La boca del frasco deberá cubrirse con manta de cielo y sujetarla con una liga para que no entre basura o insectos.

3. Cada 2 o 3 veces al día se lavan. Sólo deben estar húmedas, no empapadas; deberán escurrirse bien para evitar el mal olor o que se pudran. El frasco deberá estar inclinado boca abajo y distribuya las semillas en capa uniforme.

4. Si hace calor el proceso de germinación se acelera. Si es baja la temperatura del ambiente tardarán más tiempo en crecer.

5. Los frascos deberán colocarse donde la luz solar no les dé directo.

6. El periodo de germinación termina cuando el brote ha tomado su tamaño según la semilla germinada.

7. Las semillas viejas que no tienen señales de brotes, deben sacarse de lo contrario éstas pudren los demás brotes.

8. Al terminar el periodo de germinación, cuando salen los primeras hojitas, es recomendable poner la semilla al sol intenso, sólo por unas horas para que aumente la clorofila.

9. A las semillas quíteles la cascarilla antes de consumirlas.

10. Para germinar granos en cantidades grandes:

11. Se perfora con un punzón caliente una cubeta grande de plástico, se agregan los granos ya remojados, dejando espacio para que germinen. Se les hecha agua 2-3 veces al día y se coloca sobre 2 tabiques o ladrillos para permitir que escurra. Se cubre con un lienzo húmedo cuidando que éste permanezca así. Se tapa.

12. Se pueden germinar varias clases de semillas en un solo recipiente, siempre que éstas tengan el mismo tiempo de germinación ejemplo: granos blandos con blandos.

13. Algunos granos no germinan bien combinados, y son: el frijol soya y todos los frijoles duros y las semillas con cáscara como las de girasol, calabaza, etcétera.

14. Una combinación deliciosa es alfalfa, frijol mungo y lenteja. Mezclar un tercio de cada uno en el mismo frasco y germinar ¡Usted puede experimentar sus propias mezclas!

15. De todos los germinados, el más rico en nutrientes es el trigo.

SEMILLAS	Tiempo de germinado (días)	Enjuagar veces al día	Cosechar	Cantidad de semilla	Producen
Alfalfa	3-6	2	3 cm	2 cdas.	3 tazas
Almnedra	3-5	3	1-2 cm	1/4 taza	1/4 taza
Ajonjolí	3-4	3-5	2 cm	1/2 taza	1 taza
Arroz	3-4	2-3	1-2 cm	1/2 taza	1 1/4 tazas
Avena	3-4	1	2 cm	1 taza	2 tazas
Cebada	3-5	2-3	2 cm	1 taza	3 tazas
Centeno	3-4	2-3	2-3 cm	1/2 taza	2 3/4 tazas
Frijol	4-5	3	2-4 cm	1/2 taza	2 tazas
Frijol mungo	4-5	3-5	4 cm	1/2 taza	2 1/2 tazas
Garbanzo	4-5	4	1-2 cm	1 taza	3 tazas
Girasol	4-5	2-3	3 cm	1 taza	3 tazas
Lenteja	3-4	2-3	2 cm	1 taza	6 tazas
Maíz	4-5	2-3	2 cm	1 taza	2 tazas
Soya	4-5	5-6	4 cm	1/2 taza	2 1/2 tazas
Trigo	3-4	2-3	3 cm	1 taza	3 1/2 tazas

4. Oleaginosas

LAS SEMILLAS OLEAGINOSAS *son: la Almendra, el ajon- jolí, nueces, piñón, pistache, castañas, cacahuate, avellana, ama- ranto, semilla de girasol, de calabaza y de linaza.*

Las oleaginosas reconstruyen los tejidos por su alto valor biológico. Elevado en vitaminas del grupo B, mine- rales, carbono, oxígeno, hidrógeno, ácidos grasos esencia- les, proteínas de alta calidad y ácido glutámico (para la memoria).

AJONJOLÍ. Maravilloso y potente alimento son estas pequeñas semillas. El ajonjolí por sí solo constituye un ali- mento altamente nutritivo, completo y equilibrado, no sólo por su alto contenido en grasas, proteínas, calcio, potasio, magnesio y lecitina sino por su calidad. Contiene fosfatos que apoyan al sistema nervioso. El ajonjolí crudo es de difícil digestión, tostado pierde el 60% de su valor nutritivo. Así es que puede mezclarlo crudo con harina y hacer tortillas o molerlo despacio con poca agua para hacer mantequilla que se untará en pan o en horchata. El aceite de ajonjolí prensado en frío, es una excelente fuente de calcio.

Uso terapéutico: posee propiedades tónicas y antifebrífugas (en cataplasmas) y es un maravilloso regulador de la función intestinal, muy eficaz por su contenido de mucílago. Para el cerebro y tejidos nerviosos. Rejuvenece la capacidad mental y física. Aumenta las secreciones de las glándulas pituitaria, pineal y sexuales. Aumenta la virilidad. Para las mujeres por debilidad de la menstruación: tomar diario en ayunas, 2 cucharadas de aceite de ajonjolí crudo antes y después de la menstruación.

ALMENDRAS. La almendra dulce, es la fruta oleaginosa más saludable y maravillosa conocida. Contiene considerable cantidad de proteínas y un alto porcentaje de aceite; buena fuente de vitaminas y sales minerales, pero es pobre en carbohidratos por lo que con miel la hacen un alimento completo, de fácil digestión y completa asimilación. Se puede comer entera y natural o hacer leche o mantequilla. El aceite que se extrae a las almendras, tiene uso interno y externo.

Uso terapéutico: La horchata o leche de almendras es una bebida sana y refrescante en la digestión; buena a personas con anemia, diabetes y desnutrición; tomada por la noche da un sueño tranquilo al ayudar al sistema nervioso a recuperarse. Previene el cáncer. El aceite de almendras tomando 2 cucharadas en ayunas es un laxante muy efectivo; y es un buen hábito para las mujeres tomarlo durante la menstruación, también reduce el colesterol, grasas, elimina toxinas, proporciona proteínas, elimina el hambre y mantiene una piel saludable y hermosa. Se usa para los pies: antes de dormir ponerlos en agua caliente, dar un masaje con el aceite y ponerse unos calcetines. Se usa para preparar cremas de belleza que suavizan la piel reseca de todo el cuerpo. Se usa para toda clase de quemaduras.

AVELLANA. Les proporciona vigor a personas que hacen trabajos pesados al aire libre como son los deportistas. Es un tónico muscular. Térmico, pues da calor a las extremidades frías.

Uso Terapéutico: Es astringente. Excelente para diarreas crónicas.

CACAHUATE. Llamado también Maní. Su valor nutritivo es excelente. Contiene proteínas, grasas, carbohidratos. Minerales: calcio, fósforo, potasio, hierro. Vitaminas: B1, B2, B3, pro-vitamina A. Comiéndolos crudos conservan todos sus nutrientes. Cómalos con moderación.

Bien molidos con azúcar, se hace una mantequilla vegetal de alto valor nutritivo. Se recomienda comerlos tostados o cocidos (nunca fritos), pues les da mejor sabor. Como el ajonjolí, el cacahuate contiene buenas cantidades de grasas monoinsaturadas (que reducen el colesterol), de ácido linoléico (que es un ácido graso del grupo Omega 3) que ayuda a disminuir la formación de tumores en el organismo. El aceite de cacahuate conserva sus propiedades nutritivas, su sabor es agradable y le será útil para preparar ensaladas y guisos.

Uso terapéutico: Es un tónico general que da fuerza y vigor al organismo. Útil en cólicos hepáticos y nefríticos. Útil en la inflamación intestinal.

CASTAÑA. Proporciona calor al organismo. Excelente reparador muscular. Reconstituyente. Digestivo. Astringente. Para la anemia y diarrea en los niños. Madre que amamanta.

LINAZA. Posee propiedades laxantes y diuréticas. Calma la inflamación intestinal. Dolor abdominal (diarrea). Actúa sobre las vías respiratorias, digestivas y urinarias. Por su efecto emoliente se usa como cataplasma para ablandar forúnculos y tumores o en el pecho cuando hay tos. Alivia la inflamación de las membranas mucosas de los bronquios (asma). Excelente para la diabetes. Del aceite de linaza se obtiene el Omega-3

NUEZ. Según la variedad es su porcentaje de nutrientes. En general contiene: proteínas, grasas, carbohidratos, calorías. Minerales: fósforo, calcio, hierro y vestigios de azufre y magnesio. Vitaminas: A, B1, C, B2, B3. Es una fruta oleaginosa deliciosa y debe comerse madura y masticarse bien. Se puede completar para hacer un alimento completo, con frutas que contengan azúcares como dátiles, manzanas, uvas, etc. Como leche vegetal licuada con miel y agua. El aceite también se puede aplicar sobre la piel.

Uso terapéutico: actúan sobre la regeneración celular, activando la función del cerebro. Tonifica el sistema nervioso. Vigoriza la función sexual. Es térmica. Afecciones de la piel. Antireumática. Se recomienda a las personas de avanzada edad.

PIÑÓN. Con el piñón también se hace una leche vegetal licuándolos con agua y miel. Postres, etcétera.

Uso terapéutico: es térmico. Digestivo. Laxante suave. Antihemorrágico. Desinflamante.

PISTACHE. Contiene proteínas, vitaminas, minerales y grasas. Es delicioso. Se confeccionan postres...

Uso terapéutico: es vermífugo. Laxante suave. Térmico. Desinflamante. Actúa sobre el sistema respiratorio.

5. Productos de origen animal

EL YOGHURT. Es un alimento rico en vitamina B-12, indispensable para el sistema nervioso. El organismo no produce vitamina B-12, por lo que su consumo diario se recomienda en la nutrición vegetariana, a partir de los vegetales. Contiene además calcio, magnesio, fósforo, zinc, proteínas, vitamina C, lecitina.

El yoghurt es refrescante y de fácil digestión, por lo que es un auxiliar en problemas estomacales, como úlceras, estreñimiento, etc., neutraliza la condición ácida y favorece la flora intestinal.

Se sugiere hacerlo en casa porque las bacterias benéficas lactobacillus acidophilus se multiplican mejor.

Se sugiere el yoghurt bajo en grasa y sin azúcar (con fruta si se desea).

Manera de hacer el YOGHURT
1 litro leche
3 cucharadas copeteadas de leche en polvo
1/2 taza con yoghurt base

La leche se hierve y se deja enfriar hasta que esté poco más que tibia (introduzca su dedo índice para saberlo). Licue (en velocidad baja) un poco de esta leche con el yogurt y la leche en polvo por un minuto. Agregue al resto de la leche y revuelva bien.

Tape el recipiente y envuélvalo con una toalla o tela de lana para que conserve más o menos 37° C, durante 6 horas más. Si se coloca junto al piloto de la estufa, es mejor. Ya cuajado, refrigere.

Nota: Puede tapar su recipiente con un plato de barro, conserva más el calor.

REQUESÓN
2 litros de leche
4 cdas. de jugo de limón

Ponga le leche en la lumbre. Cuando suelte el hervor, baje la llama y agregue el jugo de limón. Mueva con cuidado la leche y con cuchara de madera, hasta que la leche se haya separado en grumos de requesón y suero. El suero deberá estar claro, sino, agregue más limón. Apague el fuego.

En un colador ponga un lienzo de tela delgada y sobre ella vacíe el requesón para que escurra (el suero úselo en sopas). Enjuague la cuajada bajo el chorro de agua. Ate los extremos de la tela formando una bolsa con la cuajada dentro, cuélguelo o póngale algo pesado para que escurra por completo. Déjelo de 15 minutos a 2 horas.

LOS QUESOS
- En nuestro país la mayoría de los quesos se elaboran con leche de vaca.
- Su consistencia depende de la humedad. Mientras menos humedad, es más duro.
- Se dividen en frescos, semiduros y duros.
- El contenido de grasa se calcula con el porcentaje que tiene la materia seca del queso.

Los quesos frescos no se maduran. El tiempo de maduración o añejamiento de los quesos puede ser natural o microbiana al añadir bacterias o mohos. Se maduran en lugares húmedos o secos según el tipo de queso.

Los quesos frescos son los más recomendables. Los más populares son el queso panela, el requesón, Oaxaca, ranchero, sierra, cottage y queso crema.

Entre los quesos madurados están el manchego, Chihuahua, gruyer, cheddar, bola holandés, roquefort, cabrales, camembert, brick

Los quesos con más altas calorías son: cheddar, parmesano, crema, gruyer, camembert.

Evitar lo más posible quesos pasteurizados y que tengan color.

LA LECHE

La leche cruda de vaca contiene enzimas que ayudan a la digestión y produce menos mucosidades.

La leche de cabra naturalmente homogeneizada es fácilmente asimilable. Se sugiere su consumo.

La leche caliente y endulzada tomada por la noche recupera las neuronas.

Evitar la leche pasteurizada. Todas las mantequillas procesadas. Helados (mejor hechos en casa) y aderezos comerciales.

Los riesgos de los lácteos

Es mejor evitar el mucho consumo de lácteos, pues el intestino delgado carece de las enzimas lactasa y renina para obtener el calcio de la leche. La enzima lactasa tiene la "misión" de desdoblar las 2 moléculas de la lactosa en glucosa y galactosa, cuando este proceso no se realiza, se fermenta, entonces, después del consumo de leche (1/2 litro) o derivados, surgen síntomas como inflamación de estómago, flatulencias o diarrea. Los europeos sí tienen estas enzimas.

Niños con intolerancia a la lactosa se sustituye con leche deslactosada con calcio y vitamina A, E, B-2 (riboflavina) o ingerir lactosa (consulte a su médico).

El alto consumo de lácteos se vincula con: dolencias respiratorias, asma, fiebre de heno, migrañas, enfermedades cardíacas, cáncer, artritis, alergias, infección de oídos.

El único del reino animal que consume leche después del destete, somos los seres humanos.

EL HUEVO

Las proteínas del huevo de gallina contienen los 8 aminoácidos naturales en proporciones casi ideales.

Estos aminoácidos esenciales imprescindibles para la vida, no pueden ser formados por nuestro organismo, por lo que debemos obtenerlos a través de la alimentación.

Los huevos cocidos son más digestibles.

LA MIEL DE ABEJA

Es producida por las abejas que la obtienen de las flores. La vegetación en el planeta, nos presenta innumerables variedades florales según el clima y la altitud. La miel de cada país es el reflejo de sus flores específicas de la cual proceden.

Está compuesta de 2 tipos de azúcares que son: la glucosa y la levulosa. La glucosa que da pronta energía, pues su digestión es rápida y la levulosa que retiene el hígado como reserva en forma de glucógeno.

La miel de abeja contiene ácidos orgánicos y sustancias volátiles que excitan el apetito, minerales (fósforo, calcio, hierro, cobre, manganeso, etc.), vitaminas (todas en dosis pequeñas), enzimas (invertasa que es tónica contra la pereza intestinal y de acción catalítica sobre el metabolismo y la amilasa, que es muy eficaz sobre el movimiento peristáltico del intestino), necesarios para el metabolismo de sus azúcares y tiene todos los elementos indispensables para el mantenimiento de los tejidos del organismo.

Como valor nutritivo 100 grs de miel equivale a 5 huevos, 0,6 litros de leche, 3 plátanos, 4 naranjas, 120 g de nueces, 78 g queso.

Indicación terapéutica. La miel es antibiótica porque contiene la "inhibina" de acción bacteriana y porque está desprovista de gérmenes bacterianos activos. Aumenta el grado de hemoglobina de la sangre. Eficaz en las inflamaciones e infecciones de las vías respiratorias, de la boca, garganta, etc. Tiene un efecto curativo en úlcera estomacal y gástrica. Es estimulante hepático. Elimina de la orina los desechos tóxicos. La miel de tilo calma el sistema nervioso y la menstruación dolorosa. Es antiséptica para las lesiones de la piel. La miel de brezo es auxiliar contra la gota, etc. La miel de avispa es una maravilla...

LA JALEA REAL. La producen las abejas para su reina. Contiene vitaminas, minerales y aminoácidos esenciales para el organismo. Se recomienda para el agotamiento físico, intelectual y sexual; envejecimiento prematuro; depresiones nerviosas; trastornos de la menopausia, llagas, úlceras, herpes, gangrena, hepatitis, estomatitis, dermatosis (eczema).

PROPOLEO. Es una resina de olor dulce, tomada por las abejas de la corteza de algunos árboles para sellar sus colmenas, así como para desinfectarlas de todos los gérmenes.

Indicaciones terapéuticas. Para el organismo humano es efectivo como un antibiótico natural en el tratamiento de las infecciones del sistema respiratorio. Tiene acción preventiva y refuerza al Sistema Inmunológico, apoya a la digestión, al aparato genito-urinario y dermatológico. Es un regulador de las glándulas endocrinas. Protege de radiaciones telúricas (las abejas buscan los cruces telúricos, aprovechan éstos y se protegen con el propoleo que producen).

POLEN DE ABEJA. Es una compleja mezcla de polen de flores y secreciones de las abejas. En un solo día visitan más de mil flores, recolectan su néctar para hacer la miel y el polen.

El **polen de flores**, son las semillas masculinas de las plantas, presentes en los órganos sexuales masculinos de las flores. Es un alimento concentrado bajo en humedad, se hace estable y se conserva por largo tiempo. Éste es un alimento completo y maravilloso el más rico en proteínas de alto valor biológico de origen vegetal, de vitaminas, minerales, grasas, carbohidratos, ácidos grasos, aminoácidos, oligoelementos y poder antibiótico. Es un alimento potente para personas con problemas de nutrición. Este suplemento alimenticio restaura y revitaliza el organismo.

Uso terapéutico. Trata problemas del sistema nervioso y endocrino. Aumenta el apetito y normaliza funciones intestinales. Evita la proliferación de gérmenes malignos. Estimula la función del hígado y con ello la formación de glóbulos rojos. Mantiene normal la flora intestinal. Da energía. Tonifica y mejora el funcionamiento de diversos órganos del cuerpo. Mantiene al cerebro en sus funciones intelectuales.

Un alimento muy energético es la mezcla de:

1/2 litro de miel

1 frasco chico de jalea real

100 g de propoleo

250 g de polen de flores brillantes

Se agita en un frasco de vidrio, se deja reposar 21 días. Tomar 1 cucharadita en las mañanas y 1/2 cucharadita por las noches. (Para personas con debilidad).

Los ingredientes
en su cocina

1. Su persona
2. Amor y paciencia
3. Conocer, disfrutar y familiarizarse con los elementos que maneja
4. Una unión íntima con frutas, granos, verduras, etcétera.
5. Un sentimiento de gratitud y respeto hacia ellos.
6. Veneración a nuestra Madre Tierra.
7. Saber qué desea hacer y cómo.
8. Con alegría cocine para la vida.
9. Empiece por lo que lleva más tiempo en su elaboración.
10. Sea creativo, ¡invente sus propios platillos!
11. Deshágase de las cosas inútiles.
12. No desperdicie nada.
13. ¡El éxito está asegurado! con salud para usted y su familia.

Los condimentos

AJO. De uso casi imprescindible en todas las comidas, es un gran desinfectante intestinal, buen tónico del organismo, antibiótico natural, purifica la sangre y es un estimulante de la función sexual y propicia la producción de semen.

ALBAHACA. Se usa como condimento. Es diurética, emenagoga y carminativa. Es dulcemente aromática; es típica de la cocina italiana. Se usa en pastas, soufles de queso, con tomate y con verduras al vapor.

ANÍS. Es estomacal. Se usa en tés, ponches, dulces, atoles, etcétera.

BERRO. Se come en ensaladas, suministra sustancias minerales. El jugo en una dosis de 80 g dividido en varias tomas durante el día, sirve como diurético y antiescorbútico. Las alcaparras son los botones del berro.

CANELA. Se usa como especia, pero también es un tónico excelente, buena para la digestión y contra gases, y cuando hay gripe una taza de té con limón y le hará sudar.

CEBOLLA. Se usa como condimento y medicamento. Purifica la sangre y estimula su producción; auxiliar para limpiar el hígado; para la digestión y eliminar mucosidades; dolores de oídos, resfriados, mareo, fiebre, etc. Es mejor comerla cruda, pero con prudencia personas que padecen úlceras, alta presión o colitis. La cebolla, el ajo y el jengibre cocidos juntos aumentan sus propiedades curativas.

CEBOLLINOS. Su sabor es semejante al de la cebolla pero más suave y delicado.

CILANTRO. Tiene un aroma intenso. Sirve como especie arómatica y medicinal. Sus semillas se utilizan para condimentar alimentos, y con ellas se hace un té que se toma antes de las comidas como aperitivo o después de comer para tener una buena digestión.

CLAVOS. Es de sabor fuerte y debe usarse con cuidado, para sazonar guisados, salsas, etcétera.

COMINOS. Se usa como condimento. Es un magnífico estimulante, estomacal y digestivo. Se puede tomar como té y combinados con otras hierbas como el anís.

CÚRCUMA. Es agradable y saludable. Es auxiliar en la prevención de diabetes y cáncer. Excelente para las articulaciones, piel y membranas mucosas, especialmente de los órganos femeninos.

CURRY. Mezcla de especies, se llama curry: cúrcuma, semilla de cilantro, jengibre, tomillo, comino, paprika, pimienta entre otros. Sirve para sazonar huevos, mayonesas, guisados, etcétera.

ENELDO. Es aromático. Se usa para ensaladas de col, betabel, pepino, etc. en aderezos y panes.

EPAZOTE. Es un condimento que le da sabor a los frijoles. Es vermífugo y emenagogo. (Se recomienda a las embarazadas consumirlo con moderación) como té después de comer es digestivo.

ESTRAGÓN. Con aroma dulce. Se usa en aderezos, ensaladas, salsas.

FENOGRECO. Se utilizan las semillas. Es un maravilloso laxante. Remojar 1 cucharadita de semillas y tres ciruelas pasas en un vaso con agua toda la noche y tomarla por la mañana.

HIERBABUENA. Tiene una aroma dulce y delicioso. Es digestiva, estimulante general, antiespasmódica, sedante.

HINOJO. Es aperitiva, estomacal, carminativa y emenagoga. Se utilizan sólo las hojas y los tallos, con las semillas se aromatizan algunos bizcochos.

JENGIBRE. La raíz de jengibre se usa como especia y como medicamento. Es un estimulante para la digestión, tónico cerebral, nutre el sistema nervioso, bronquios, fatiga, fiebres.

LAUREL. De sabor muy fuerte. Para un platillo se sugiere usar una hoja y sacarla después de la cocción. Sopas, guisados, etcétera.

LIMÓN. Es alcalinizante, desinfectante, estimulante del hígado, disuelve el ácido úrico y mucosidades. Fuente de vitamina C, calcio, potasio, magnesio, etc. El jugo de limón con miel y agua caliente es bueno para romper un ayuno. Limpia la garganta y el estómago de mucosidades en caso de resfriados.

MASALA (Panch) con especias enteras: Por partes iguales: semilla de comino, comino negro en grano o de kalinji, mostaza negra en grano, anís o hinojo en grano, fenogreco en grano. Vierta las especias en un tarro herméticamente cerrado y colóquelas en sitio fresco, seco y oscuro. Agitar el tarro antes de usarse.

MASALA (Garam) Tostar por separado: 4 cucharaditas cilantro en grano y 2 cucharaditas de cada uno: comino en grano, clavo, semillas de cardamomo y 2 rajitas de canela de 5 cm de largo. Moler hasta hacer polvo. Guardar en lugar fresco.

MEJORANA. Su aroma es fuerte y de un sabor dulzón. Se usa en platillos italianos, sopas y guisados. Es estomacal, diurético, estimulante y emenagogo.

ORÉGANO. Similar a la mejorana, pero con sabor más intenso. Procedente de Italia. Se usa en casos de infecciones intestinales, amibiásis y disentería.

PEREJIL. Es rico en minerales y un buen reconstituyente de la sangre; auxiliar en el tratamiento de la diabetes; limpiador de los riñones, disminuye los dolores de parto y menstruación, corta hemorragias, es antiabortivo y regula el balance de calcio en el cuerpo. El jugo de perejil se usa en casos de envenenamiento y después de comer ajo mastique perejil. En suma es: diurético, colagogo, sedante, emenagogo y afrodisíaco.

Una tisana de raíces de perejil tomada en grandes cantidades, puede ser venenosa.

PIMIENTA. Es la especia más popular en el mundo. Ayuda a la digestión de los alimentos. Si se ingiere en grandes cantidades provoca sudoración e irritación en la mucosa. Pimienta blanca es el fruto maduro fermentado no secado al sol. La negra, es el fruto maduro fermentado y secado al sol. La verde, cuando el grano está verde. La roja, es la blanca o la negra pero sin fermentar. Se usa en guisados, sopas, etc. Asienta el sabor del ingrediente principal. La pimienta rosa, son las semillas del pirul. Como sustituto de la pimienta se usan las semillas de la papaya secas y molidas.

RAÍZ FUERTE. Parecida al nabo. Es ingrediente para la mostaza. Se usa en salsas con crema, guisados, etcétera.

ROMERO. Su aroma es fuerte y su sabor agridulce y picante. Se usa como condimento y medicamento. Regulariza la menstruación, estimula la digestión y calma los nervios

SALVIA. De sabor fuerte y ligeramente amargo. Se usa como condimento en toda clase de platillos. Es purificante, tónica, estomacal y activa los riñones y el hígado. Una tisana de salvia, boldo, retama y cedrón como té en ayunas es maravilloso para el hígado.

TOMILLO. De sabor y olor fuerte y penetrante. Se usa en todo tipo de guisos, sopas, salsas de queso, etc. Es digestiva.

VAINILLA. Es de suave y delicioso aroma y sabor. Se usa para postres, budines, galletas, etcétera.

VINAGRE. No se recomienda su uso porque produce acidez, disuelve la hemoglobina de la sangre y debilita las defensas del organismo.

VINAGRE DE MANZANA. Es alcalino y nos ayuda a conservar la humedad del intestino. Manera de hacerlo: l litro de agua, 1 cono de piloncillo y 3 manzanas picaditas con la cáscara y sin el corazón. Ponerlo en frasco de vidrio, tapar y dejar reposar 7 días. Colarlo y meterlo al refrigerador de preferencia.

LOS ACEITES

Se sugiere consumir aceites vírgenes (prensados en frío), como el de girasol, maíz, olivo, ajonjolí, linaza.

Para freír: aceite de olivo, aceite de cacahuate, mantequilla.

Para ensaladas: aceite de olivo, de linaza, de aguacate, de nuez.

Consejos prácticos

AL COMER

- Comer en paz, sin disgustos coléricos o sentimentales es muy recomendable para evitarse trastornos digestivos.
- No comer después de un choque emocional, éstos hacen que la transformación de los alimentos entre en desequilibrio.
- En toda comida debe figurar un plato crudo.
- Las ensaladas son básicas, deben servirse como primer plato, esto mejora el apetito, favorece la digestión y evita la sed durante la comida.
- Presentar los platillos a la mesa en forma atrayente; tener en cuenta su distribución, la combinación de colores, limpieza, orden.
- Comer con alegría y en un ambiente tranquilo.
- Comer sólo con hambre.
- Masticar y ensalivar muy bien los alimentos.
- Beber poca agua durante las comidas porque diluye los jugos digestivos.
- Para endulzar sus alimentos no use azúcar refinada; use principalmente la miel, que es glucosa o sea azúcar natural asimilable, es fabricada por la naturaleza; nutre cerebro y músculo. Para los niños no hay mejor alimento de desarrollo. También puede usar mascabado o azúcar morena, piloncillo, melaza, miel de maguey, miel maple.

- Procurar no comer nada entre las comidas. Beber sólo jugos de frutas preferentemente.
- El polen es un alimento equilibrante y vigorizante. Contiene azúcares, grasas, minerales, vitaminas y hormonas. Se toma con un poco de miel. Es muy recomendable para personas fatigadas, deprimidas y débiles.

AL COCINAR

A las personas que les gusta cocinar dicen que la cocina es el corazón de una casa, donde deben cocinar a gusto en un ambiente agradable y práctico con los utensilios e ingredientes al alcance de la mano...

- Los utensilios para confeccionar sus comidas deben ser de peltre sin desportillar, de acero inoxidable; procurar que los de aluminio se usen poco.
- Un buen juego de cuchillos grandes, medianos y pequeños, con sierra y con filo continuo bien afilados.
- Para guisar, únicamente usar aceites vegetales como: girasol, olivo, maíz, ajonjolí.
- Es muy conveniente usar productos de la estación, son los más abundante y económicos, se desarrollan plenamente y son los que el organismo necesita en ese momento.
- Es conveniente variar el alimento diario, pues de esta manera se obtienen con seguridad todos los nutrientes equilibradamente y en cantidad suficiente.
- No cocer demasiado las verduras, deben quedar al "dente". Su cocimiento debe hacerse a fuego lento y sin exceso de agua para evitar que pierdan propiedades nutritivas.
- Las aguas de cocción no deben tirarse, se aprovechan en sopas, etcétera.

- Deben combinarse los platillos de una comida, de modo que los elementos que la componen se compensen unos a otros. Ejemplo: no servir dos platos feculentos: lentejas y frijoles; garbanzo y papas, etc. (Ver incompatibilidades).
- No usar vinagres, matan los glóbulos rojos. Éste puede suplirse con jugo de limón. Sólo usar el vinagre de manzana.
- Para mejorar el vinagre, añadir: cáscara de naranja, chile piquín, ajo, semillas de papaya. Dejar reposar una semana.
- Las semillas de papaya se pueden usar en lugar de las de pimienta. Se secan y se muelen en seco.
- Las semillas del pirul, se usan como pimienta rosa. Se muelen en seco.
- No consumir productos enlatados.
- Evite los alimentos fritos lo más posible.
- Evite las pastitas y pasteles o postres altos en grasas.
- Para cuajar la leche de soya, en lugar de limón puede usar 1 cucharada de sulfato de magnesio o sal de mar o vinagre o 1 cucharada de sal inglesa disuelta en media taza de agua.
- Si algún guisado se le pasó de sal, sólo agregue rodajas gruesas de cebolla o unos trozos de papa cruda y éstos absorberán la sal.
- Para que la tabla de picar no conserve olor a cebolla, frótela con medio limón.
- Para no llorar al cortar las cebollas, cortarlas dentro de un recipiente con agua.
- El olor desagradable que despiden la coliflor y la col al hervirse, se evita agregando al agua azúcar o una rebanada de pan.
- Para desflemar col, cebolla, etc., rociar con agua muy caliente, gotas de limón y sal. Dejar reposar 30 minutos.

- Para pelar ajos, remoje los dientes en agua caliente unos segundos y saldrá la cáscara con facilidad o aplástelos con un cuchillo.

- Guarde sus ajos el tiempo que quiera. En un recipiente de vidrio ponga sus dientes de ajo pelados y agregue aceite de olivo; tápelos y métalos al refrigerador. El aceite le servirá de aderezo para ensaladas y el pan.

- A su aceite común puede ponerle aceitunas y tendrá un aceite de olivo para emergencias.

- Sobrantes de quesos (todos). Molerlos con perejil, ajo, estragón, tomillo y sal y rellenar con esto chiles poblanos, jitomates o pimientos rojos, verde o amarillo.

- Los pimientos si se quieren guardar, se asan, se limpian y se untan con aceite.

- Para obtener más jugo de los limones, ponerlos en agua hirviendo con todo y cáscara 5 minutos.

- Antes de preparar las papas elimine siempre cualquier parte verde o brote.

- No coma los hongos frescos más de una o dos veces a la semana.

- Al cocinar sin sal, déle sabor a sus platillos con jitomate, pimiento verde, jugo de limón, cebolla picada y laurel; también con cebolla rallada, salvia, tomillo, mejorana, curry, orégano.

- Sus guisados vegetales mejoran el sabor añadiendo hierbas de olor. Las tradicionales son: laurel, mejorana y tomillo, pero usted puede hacer al gusto sus propias combinaciones con orégano, perejil, hierbabuena, apio, etc. No abuse de ellas y menos de picantes fuertes como la pimienta, mostaza, etc., el laurel y azafrán úselos en pequeña cantidad.

- Condimento. El mejor condimento casero, rico y sano, es el tradicional sofrito de ajo, cebolla, jitomate y hierbas de olor. Sazone en un poco de aceite y está listo para sus sopas, guisados y salsas.

- Para quitarle el exceso de ácido a la salsa de jitomate, agregue un poco de azúcar; mejora y suaviza el sabor
- Las hierbas y especies de cocina guárdelas en lugar fresco y seco para que no pierdan su sabor.
- Si las frutas y verduras que compró no están maduras, envuélvalas en papel de estraza déjelas a temperatura ambiente y pronto madurarán.
- Los melones maduros deben tener la piel bien amarilla, no verde. Al melón "gota de miel", agítelo, si las semillas se mueven libremente es que está maduro.
- Antes de comer frutas y verduras, hay que cepillarlas y lavarlas bajo el chorro de agua caliente.
- El yoghurt es rico en calcio y por las bacterias benéficas que contiene, asegura una flora intestinal, en magníficas condiciones. Sustituya sus recetas de crema por yoghurt natural.
- Las pasas contienen hierro y fósforo, enriquecen la sangre y se recomiendan para la anemia.
- Enjuague siempre las pasitas y las frutas secas en agua caliente antes de comerlas.
- Para que las pasitas no se vayan al fondo de los panqués, deben pasarse antes por harina.
- El Agar-Agar se obtiene de las algas marinas y es una sustancia musilaginosa. Se usa para sustituir a la grenetina.
- Descongelar. Deberá hacerse lentamente. El hielo rompe el balance del alimento, produciendo cambios en la estructura y propiedades, lo cual influye en su calidad.
- El chile piquín y el habanero son picantes terapéuticos. El piquín estimula la circulación sanguínea.
- La mostaza de Dijón es sustituto de Yema.
- Ralle betabeles para adornar sus platones.

- Las manzanas peladas pasarlas por aceite y limón, para evitar la oxidación.
- Croutones: son los sobrantes de costras de pan. Dorar con ajo, perejil y sal.
- Sellar los plásticos con un cuchillo caliente.

Para desinfectar las hortalizas, las frutas y las verduras, hay varios métodos:

1. Para eliminar huevecillos de gusanos o insectos basta con: 1 cucharada de sal por litro de agua.
2. Eliminar bacterias y hongos con: unas gotas de tintura de permanganato, es un antiséptico poderoso, después se lavan bien y se ponen en agua limpia con jugo de limón y poca sal. Si el permanganato es en cristales, tomar sólo la punta de un cuchillo para 1 litro de agua, dejar toda la noche. Luego, para 1 litro de agua poner 1 cucharada de este preparado.
3. Con 5 gotas de tintura de yodo para 2 litros de agua.
4. Agua hirviendo, luego fría, repetir el procedimiento para tubérculos y frutos con cáscara para librarlos de gérmenes.
5. Con unas gotas de limón.

MANERA DE HACER ARROZ INTEGRAL
1 taza de arroz integral. 2 dientes de ajo. 1/4 cebolla picada o cortada en lunitas. 3 ramas de apio picado. 3 tazas con agua o caldo de verduras. Sal al gusto.

Se lava bien el arroz, se pone a hervir por 3 minutos, se enjuaga con agua fría y se escurre.

Se sofríe en poco aceite con la cebolla, ajo. Se agregan el agua, apio y la sal.

Al soltar el hervor, se tapa y cocina a fuego muy bajito por unos 45 minutos. No estar destapando la cacerola.

60 Menús

MENÚ No. 1
Ensalada Hindú
Sopa de papa y poro
Pimientos rellenos

Ensalada Hindú

2   pepinos picados o rallados
2   zanahorias ralladas
1   cda. de semilla de nabo
4   cdas. de perejil picado
1   taza con yogurt
    sal y pimienta al gusto

    Licuar el yoghurt con la cáscara del pepino y sazonar con sal y pimienta. Se mezclan todos los ingredientes. Es muy refrescante.

Sopa de papa y poro

1/2   kilo de papa cortada estilo juliana
1/2   taza con poro picado
1   jitomate
1/4   de cebolla

2 dientes de ajo
1 litro de agua o caldo de verduras
2 cdas. de aceite

Se asa el jitomate y se muele con la cebolla y el ajo, se sazonan en el aceite. Se agrega el caldo, las papas y el poro. Se deja hervir a fuego lento hasta que las papas estén cocidas.

Pimientos rellenos

6 pimientos morrones rojos asados
   sal, pimienta y nuez moscada al gusto
4 papas medianas cocidas y picadas
   200 g de nuez picada
   100 g de piñones
   100 g de pasitas blancas
1/2 taza con perejil picadito
1 barra mantequilla
50 g de nuez
1 taza de leche
2 huevos
   sal al gusto

Los pimientos ya limpios, se untan con sal, pimienta y nuez moscada. A la papa, nuez, piñón, pasitas y perejil se les da una ligera sazonada en la mantequilla. Con esta mezcla se rellenan los pimientos. Se baten las claras a punto de turrón y se le agregan las yemas. Pasar los pimientos sobre harina y luego por el huevo y se fríen. El resto de la nuez se licua con la leche y sal. Se bañan los pimientos con esta salsa.

Nota: Si prefiere no usar huevo, entonces capee sus pimientos con germen de trigo y para servirlos póngales una bolita de mayonesa. Son deliciosos.

MENÚ No. 2
Ensalada Roquefort
Macarrón con calabacitas
Ratatouille

Ensalada Roquefort

1/2   lechuga romanita lavada y seca
1/2   lechuga escarola lavada y seca
1/2   pepino pelado y rebanado
1   taza con espinacas frescas picadas
1   jitomate rebanado
1/4   cebolla rebanada
2   cdas. de perejil picado
1/4   de taza con piñones tostados ligeramente
      queso roquefort rebanado
      sal al gusto

Desinfecte las verduras. Con las manos troce las lechugas. Mezcle las verduras y acomódelas en un platón; rocíelas con el aderezo vinagreta a su gusto. Adorne con los piñones y el queso.

Macarrón con calabacitas

300   g de macarrón
2   calabacitas cortadas en juliana
2   pimientos amarillos en juliana
2   jitomates asados y molidos
3   manojos de flor de calabaza picada finamente
0.50 g de mantequilla
      perejil al gusto
      sal y pimienta al gusto
1   cda. de aceite
1   cda. de harina de trigo

En suficiente agua con sal y un chorrito de aceite cocer el macarrón, debe quedar al dente. Saltear en aceite el pimiento 2 minutos, agregar calabacitas y flor de calabaza, cocinar 2 minutos más, agregar el jitomate y sazonar con sal y pimienta, espolvorear el harina y dejar cocinar por 5 minutos. En un platón se ponen trocitos de mantequilla, luego la pasta caliente y más trocitos de mantequilla y se baña con la salsa de calabacitas.

Ratatouille

1/2   kilo de berenjenas cortadas en cuadritos
1/2   kilo de calabacitas cortadas en rodajas
1/2   kilo de jitomate sin piel y picado
1   pimiento morrón picado
2   dientes de ajo machacados y picados
1   cebolla grande picada
1   cdita. de albahaca picada
1   cdita. de orégano
    sal al gusto

En una cacerola se van acomodando las verduras en capas y sazonando con la albahaca, orégano y sal. Rociarlas con un poco de agua y tapar. Dejar cocinar a fuego muy lento por 30 minutos.

MENÚ No. 3

Brócoli al ajo
Sopa de tapioca
Pastel azteca

Brócoli al ajo

1   kilo de brócoli
3   cdas. de mantequilla
3   dientes de ajo picaditos

1/4   de taza con nueces picaditas
1   limón (su jugo)
1   pimiento morrón en tiritas
1/2   taza de alubias cocidas (opcional)
    sal al gusto

En poca agua hirviendo con sal y la mitad del jugo de limón, cueza el brócoli por 8 minutos a fuego lento. Apague y escurra. Sofría en la mantequilla el ajo, pimiento, alubias, brócoli y jugo de limón, cocine por 4 minutos. Saque del fuego y espolvoree la nuez.

Sopa de tapioca

1   taza con tapioca o un puñado por persona
2   cdas. de aceite de olivo
1/2   taza con zanahorias ralladas
1/2   taza con yuca rallada
1/2   taza de leche
1   cda. de hierbabuena picada (opcional)
1   cda. de cilantro picado (opcional)
    sal al gusto

Remoje la tapioca la noche anterior. Póngala a hervir en la misma agua y agregue la leche. Al empezar a hervir, añada las verduras y sazone con sal. Cuando la tapioca se ponga transparente, agregue el aceite, hierbabuena y cilantro, revuelva, tape la cacerola, apague el fuego y deje reposar.

Pastel azteca

18   tortillas
6   chiles poblanos
6   elotes tiernos desgranados
4   manojos de flores de calabaza lavadas y picadas.

5   calabacitas picadas
4   jitomates grandes picados
2   cebollas picadas
5   dientes de ajo picados
200   g de queso fresco o de cabra
200   g de queso chihuahua rallado
1   taza con crema o yoghurt (al gusto)
       aceite el necesario
       sal al gusto

Asar los chiles, limpiarlos y cortarlos en rajas. Cocer los elotes en poca agua. Escurrir. Sofreír: ajo, cebolla, elotes, rajas, jitomate, calabacitas y flor de calabaza. Cocinar 10 minutos a fuego lento. Apagar y dejar reposar. Las tortillas se pasan ligeramente por el aceite. Los quesos se rallan juntos. En un refractario se pone una capa de tortillas, otra de las verduras, otra de queso y crema. Así hasta terminar en queso y crema. El refractario se cubre con papel aluminio. Se mete a horno regular por 20-25 minutos. Se sirve caliente.

MENÚ No. 4

Ensalada de aguacate
Sopa de cebada perla
Alubias al curry con leche de soya

Ensalada de aguacate

1   aguacate
1   limón (su jugo)
2   cebollas de rabo picadas
1   manojo de cilantro desinfectado y picado
3   chiles poblanos asados, desvenados y cortados en rajas
100   g de queso chihuahua o añejo rallado

1   cda. de aceite de olivo
     sal al gusto
     Pelar los aguacates, cortarlos en cuadritos y rociarlos
con el limón. Mezclarlos con el cilantro, cebolla y rajas.
Adornar con el queso. Servir con pan de centeno.

Sopa de cebada perla

6   cdas. de cebada perla remojada (o un puño por
     persona)
1   poro en rodajas
2   tallos de apio picado
1   jitomate grande molido en crudo
2   dientes de ajo
2   cdas. de perejil picado
2   cdas. de cilantro picado
2   cdas. de aceite de olivo
     sal al gusto
6   tazas con caldo de verduras o agua
     Cocer la cebada en el caldo; ya suavecita agregar los
demás ingredientes y dejar hervir hasta que el poro esté
cocido.

Alubias al curry

1/2 kilo de alubias remojadas 12 horas
1/2 kilo de ejotes cortados en trozos
1   cebolla picada
2   dientes de ajo picado
1   pimiento rojo en tiras
2   cditas. de cúrcuma
1   cdita. de jengibre en polvo
1 1/2 cditas. de comino molido
1   cdita. de semilla de cilantro molida
4   cdas. de aceite

2   clavos (especia)
1   cdita. de cardamomo
1/4   de taza de leche de soya
      sal al gusto

Cocer a fuego lento las alubias en la misma agua del remojo. Ya cocidas, se escurren. Lavar y limpiar los ejotes. Sofreír en el aceite, ajo, cebolla, el pimiento, cardamomo, clavos (de especia) y los ejotes. Agregar las alubias moviendo constantemente. Añadir el resto de los ingredientes, la sal y un poco del caldo donde se cocieron las alubias. Cocer 20 minutos. Mover de vez en cuando pues la leche de soya se pega al fondo de la olla. Retirar los granos de cardamomo y clavo antes de servir.

Nota: Se puede acompañar con arroz integral en lugar de la sopa de cebada.

MENÚ No. 5
Ensalada de habas verdes
Sopa de avena
Guisado de salsifís

Ensalada de habas verdes

3/4   de kilo de habas verdes cocidas
2   aguacates cortados en tiritas
1   pimiento morrón rojo grande picado
1   cda. de aceite de olivo
      orégano al gusto
      Se mezclan todos los ingredientes

Sopa de avena

1/2   taza de avena
1/2   taza de poro picadito
1   taza de ajo picado

1   rama de hierbabuena
8   tazas con agua
4   cdas. de aceite
1/4   de cdas. de nabo picado
1/4   de taza de apio picado con todo y hojas.
1   cda. de cebolla picada
1   xoconoxtle picado sin semillas.

En el aceite se sofríen el ajo y la cebolla con las verduras y se añade el agua o caldo. Cuando están a medio cocer se añade la avena y se deja hervir a fuego lento 5 minutos. Se agrega la sal y la hierbabuena. Se deja reposar.

Guisado de salsifís

1   kg de salsifís cocidos y pelados
1   pimiento en rodajas
2   jitomates picados
1   cebollas en rebanadas o al gusto
2   cdas. de ajo picadito
4   cdas. de aceite
     hierbas de olor

Sofreír el ajo y la cebolla en el aceite. Agregar los salsifís, jitomate y pimiento. Sazonar con sal y las yerbas de olor. Dejar cocer a fuego lento. Retirar del fuego y dejar tapado a que reposen.

MENÚ No. 6
Ensalada de nuez
Arroz con acelgas
Ragú de verduras

Ensaladas de nuez

1/2 lechuga romanita trozada con las manos
1/2 lechuga orejona trozada
2 manojos de berros trozados
3 tallos de apio rebanados
225 g nueces en trozo

Aderezo

2 cdas. de vinagre de manzana
1/2 cdita. de pimienta
6 cdas. de aceite de oliva
1/2 cdita. de sal de mar

Desinfectar las verduras. Mezclarlas. Sazonarlas con el aderezo. Al final las nueces.

Arroz con acelgas

1 taza con arroz integral
1/4 de cebolla picada
4 tazas con acelgas picadas
5 dientes de ajo
4 cdas. de cilantro picado
4 cdas. de perejil picado
4 cdas. de aceite
3 tazas con agua
 sal de mar al gusto

El arroz se lava. Se pone con agua a hervir 3 minutos. Se enjuaga con agua fría. Se escurre. Se dora en aceite con

el ajo y la cebolla. Se agrega el agua, las acelgas, el cilantro
y la sal. Cuando ya empieza a secarse se le agrega el perejil. Cocer a fuego lento aproximadamente 45 minutos o
hasta que esté cocido.

Ragú de verduras

1/4   de kilo de champiñones picados
1   berenjena
1   calabacita verde picada
1   calabacita amarilla picada
1   pimiento rojo o amarillo picado
2   jitomates picados
1   pizca de canela en polvo
1   cebolla picada
5   dientes de ajo picado
1   cda. de albahaca picada
1/2   cdita. de cominos molidos
3   cdas. de aceite de olivo
     sal y pimienta al gusto

Sofreír en aceite de olivo todos los ingredientes. Tapar
y dejar sazonar a fuego lento por 10 minutos. Apagar y
dejar reposar.

MENÚ No. 7
Alcachofas a la vinagreta
Sopa de frijol de soya
Rollitos de col con champiñones

Alcachofas a la vinagreta

6   piezas de alcachofas frescas y lavadas
6   rebanadas de limón
1 1/2   chayotes picado finamente
     o cebolla morada

1 1/2   cda. de mostaza de Dijón
1/4   cda. de tomillo
2   cdas. de perejil fresco picado
2   cdas. de aceitunas picadas
3   cdas. de vinagre de manzana
6   cdas. de aceite de olivo
    jugo de limón
    sal al gusto

Corte los tallos de las alcachofas y quite las hojas duras alrededor de la parte inferior. Cubra la base con una rebanada de limón y amárrela con un cordón. En agua caliente con sal y jugo de limón, ponga las alcachofas y cocine por 35 minutos. Ya cocidas refrésquelas en agua fría. Escúrralas En un tazón poner mostaza, tomillo y vinagre y revolver bien con un batidor, agregar el aceite en un hilo delgado y seguir revolviendo. Agregar el perejil. Separe las hojas de alcachofa y acomódelas en un platón en forma atractiva. Saque el corazón de la base y quite la parte fibrosa del corazón y tírela (no trate de comerla), ponga el corazón en medio de las hojas y rocíelas con la vinagreta.

Sopa de frijol de soya

2   tazas con frijol de soya cocido
2   jitomates asados y molidos
1   diente de ajo machacado y picado
1/4   de taza con cebolla picada
1/2   taza con poro picado finamente
4   cdas. de aceite
1   pizca de comino en polvo
    salsa de soya al gusto

Licuar los frijoles en 6 tazas de agua en la que se cocieron. Colar. Sofreír el ajo, cebolla, poro y jitomate. Dejar sazonar. Agregar el frijol y cocinar 20 minutos a fuego lento. Sazonar con la salsa de soya. Servir con croutones.

Rollos de col con champiñones

1   pieza de col mediana
1   kilo de champiñones picados finamente
1   pieza de cebolla picada
     sal al gusto
1   taza con pepita de calabaza molida
3   jitomates
1   chile guajillo
1   chilito piquín
1   rama de epazote

Cocer la col deshojada en suficiente agua con sal, azúcar, cominos, laurel y un pan frío Escurrir. Sofreír el ajo y cebolla a que acitrone, agregar los champiñones y sal, cocinar por 3 minutos. **Salsa**: hervir los jitomates con los chiles, el epazote y sal. Sacar el epazote. Licuar y colar. Agregar la pepita diluida en poca agua en que se coció el jitomate. Sofreír en aceite. Dejar sazonar. Rellenar las hojas de col con los champiñones y colocar los rollitos en un platón y bañar con la salsa de pepita. Servir con pan negro.

MENÚ No. **8**
Ensalada de pepinos
Trigo brgl
Berenjenas

Ensalada de pepinos

2   pepinos cortados en pedacitos pequeños
3/4 de taza con jocoque
4   dientes de ajo (su jugo)

sal y pimienta al gusto
1   cda. de hierbabuena seca

Se mezclan todos los ingredientes. Se sazona el jocoque con el jugo de ajo, sal y pimienta. Se adorna espolvoreando la hierbabuena.

Trigo brgl

2   tazas de trigo grueso remojado media hora
5   dientes de ajo
300 g de queso panela cortado en cuadros
1/2 barra de mantequilla
6   cdas. de aceite
5   tazas con agua
     sal al gusto

En una cacerola freír bien los ajos en el aceite. El trigo remojado en agua caliente, enjuagado y escurrido se fríe en el aceite de los ajos (igual que el arroz), se agrega el agua. Al soltar el hervor, se agrega la mantequilla y la sal. Se deja cocer tapado y a fuego lento. Casi al final que está cocido, se pone el queso. Si se quiere se sirve con jocoque o yoghurt. ¡Delicioso!

Berenjenas

1/4 de taza con vinagre de manzana
3/4 de taza con aceite de oliva
2   dientes de ajo picadito
     pimienta y sal al gusto
3   berenjenas

Las berenjenas se cortan a lo largo en trozos gruesos y se maceran 1 o 2 horas con los 4 ingredientes de arriba. Luego se asan en una plancha a que doren y ya frías se cortan en cubos.

Se le añade:

1   cebolla morada picada
2   cdas. de aceitunas picadas
2   cdas. de alcaparras picadas
1/2   cdita. de pimienta

Para servir:

3 cdas. de albahaca fresca picada

MENÚ No. **9**

Ensalada de verdolagas
Sopa de habas
Enchiladas verdes

Ensalada de verdolagas

2   tazas con verdolagas tiernas y picadas
1   taza con piña fresca cortada en cuadros
1   taza de jícama cortada en cuadros
1/2   cebolla picada
1/2   cdita. de mostaza (opcional)
1   limón (su jugo)
1   pizca de cominos molidos
      aceite de olivo al gusto
      sal al gusto

Limpiar, lavar y desinfectar las verdolagas. Escurrirlas. Mezclar los ingredientes y aderezar. Use el aderezo de su agrado, si así lo desea.

Sopa de habas

1/2   kilo de habas secas
1   cebolla partida en cuatro
1   cebolla picada

2   jitomates
1/4   de cdita. cominos molidos
1   taza con cilantro lavado y picado
2   cdas. de aceite
       sal al gusto

Remoje las habas por 24 horas. Cuézalas en suficiente agua con la cebolla partida. A medio cocer, agregar los demás ingredientes a excepción del cilantro que se le agrega cuando ya se apagó la olla. Se deja reposar. Se sirve caliente.

Enchiladas verdes

12   tortillas
1/2   kilo tomate verde
1/2   taza de cilantro
3   dientes de ajo
1/2   cebolla (chica)
3   chiles verdes o al gusto
200   g de requesón o queso panela
100   g de yoghurt o crema
6   cdas. de aceite
       sal al gusto

Se muele el chile, ajo, cebolla, cilantro y tomates todo en crudo. Si se quiere se deja esta salsa en crudo o si se prefiere se sazona en una cucharada de aceite.

Las tortillas se fríen en el aceite sólo ligeramente y se introducen en la salsa.

Se rellenan con el requesón o se adornan con éste y con rodajas de cebolla.

MENÚ No. 10
Ensalada de betabel
Sopa de cebolla
Soya en salsa de nuez

Ensalada de betabel

3   tazas con betabeles rallados en crudo o cocidos y
       cortados en trocitos
1/2   taza con yoghurt o al gusto
1   cdita. de cebolla picadita
1   cdita. de perejil picadito

Ponga en un platón los betabeles, rocíeles el yoghurt
(o si prefiere mezcle los dos ingredientes), adorne con
cebolla y perejil.

Sopa de cebolla

1   cebolla morada fileteada
5   cdas. de aceite de oliva
1   cda. de azúcar morena
1   raja de canela
       queso parmesano al gusto
5   tazas con caldo de verduras
1   pan integral duro cortado en pedazos

En el aceite dore la cebolla con el azúcar y la canela.
Agregar el caldo y dejar hervir a fuego lento por media
hora, tapado. Añadir el pan y dejar hervir hasta que se
desbarate. Servir con el queso parmesano. Esta sopa case-
ra es originaria de la Toscana Florencia, Italia.

Soya en salsa de nuez

1   kilo de protoleg (soya texturizada) o gluten de trigo
       en cuadritos

250 g de nueces
1   bolillo frío y frito
1   cebolla
2   cdas. de ajonjolí tostado ligeramente
2   jitomates grandes maduros
1   rajita de canela
1   clavo de olor
2   chiles guajillos desvenados y tostados
1   chile ancho tostado
1/4 de un plátano macho
3   cdas. de aceite
     sal al gusto.

Una vez preparada la soya, fríala a dorar. Moler en licuadora todos los ingredientes. Sazonarlos en poco aceite y verter colado, sobre la soya. Añadir sal y dejar hervir hasta sazonar bien. Es un platillo delicioso.

MENÚ No. 11

Ensalada hawaiana
Sopa de chícharo seco
Croquetas de avena

Ensalada hawaiana

100 g de germinado de frijol mungo
100 g de germinado de alfalfa
100 g de alga wakame
2   tazas con piña fresca en cuadritos
1   plátano

En un platón extienda los germinados formando una especie de cama. Con agua fría lave el wakame y déjelo remojar 15 minutos. Escurra. Córtelo en pequeños trozos y esparza en el lecho de germinados. El plátano rebánelo finamente y ponga sobre el wacame y al final la piña.

Aderezo: por partes iguales mezcle vinagre de manzana, salsa de soya, miel de abeja y el jugo de un limón. Rocíe la ensalada con esto.

Sopa de chícharo seco

1	taza con chícharo seco remojado 12 horas
1/2	cebolla picada
1/2	poro rebanado
2	zanahorias picadas
5	tazas con caldo de verduras
1/4	de cda. de tomillo
1/2	cdita. con albahaca dulce
1	pizca de clavo en polvo (especia)
1	hoja de laurel
1/2	taza con crema ligera caliente (opcional) o yoghurt natural
	sal al gusto
	croutones

Sofreír bien la cebolla, agregar las zanahorias y las especias. Cocinar tapado a fuego lento 2 minutos. Agregar los chícharos y el caldo. Cocinar por hora y media parcialmente tapado y con fuego suave. Licuar la sopa con la crema. Servir con croutones.

Croquetas de avena

1 1/2	tazas de avena en hojuelas
1/2	taza de amaranto
1/2	cebolla picada
4	cdas. de cilantro picado o al gusto
4	cdas. de perejil picado o al gusto
2	huevos
	aceite el necesario
	sal al gusto

Mezclar avena, amaranto, cebolla, cilantro y perejil. Sazonar con sal. Batir las claras a punto de turrón y añadir las yemas. Agregar las verduras con movimientos envolventes. Con una cuchara ir soltando porciones en el aceite caliente, freír por los dos lados las croquetas hasta que doren un poco. Escurrir sobre papel de estraza o servilletas. Servir con la guarnición que guste.

Calabacitas en su jugo

1   kilo de calabacitas en rodajas
4   cdas. de cebolla picada
1   cdas. de epazote picado

En una cacerola poner las calabacitas, la cebolla y sazonar con poca sal, encimar el epazote. Rociarles poco agua. A fuego muy lento cocinar 10 minutos.

MENÚ No. 12

Espárragos
Sopa saint germain
Pimientos rellenos de lentejas

Espárragos

12   espárragos
1/4 de taza con mantequilla clarificada derretida
3   cdas. de perejil picado desinfectado
2   huevos cocidos y picados
     jugo de limón al gusto
     sal al gusto

Los espárragos se lavan y se les corta la parte dura. Cocerlos en poca agua con sal y gotas de limón por 7-8 minutos (deben quedar suaves). Escurrirlos. Acomodarlos en un platón, agregarles la mantequilla y rociarles el jugo de limón y sal. Adornar con el huevo y perejil.

Sopa saint germain

1/2   kilo de chícharos limpios
1   taza con poro rebanado
1   taza con apio rebanado
1/2   taza con zanahoria rallada
5   taza con caldo de verduras
50   g de mantequilla
       sal y pimienta al gusto
4   piezas de pan de caja en cuadritos
       y fritos
100   g de mantequilla

Cocer las verduras en el caldo. Ya cocidas al dente, se licua la mitad. Poner nuevamente al fuego lento todo junto, sazonar y dejar a que suelte el hervor. Se apaga y se deja reposar. Se fríe el pan en el resto de la mantequilla. Se sirve con los croutones

Nota: Si la quiere espesar, agregue harina.

Pimientos rellenos de lentejas

6   pimientos morrones
2   tazas con lentejas cocidas
1   cebolla grande picada
2   tazas con queso cheddar rallado
2   tazas con salsa de jitomate ya sazonada
1   taza con nueces picadas
4   cdas. de aceite
    queso suizo al gusto
    sal al gusto

Lave los pimientos y corte la parte superior, sáqueles las semillas y las venas. Pique las venas y las puntas que quitó de los pimientos; elimine el tallo. Póngalos a cocer al vapor por 3 minutos a fuego lento. Sofría la cebolla y el picado de pimiento y venas, agregue las lentejas escurridas, deje cocinar 3 minutos y añada el queso hasta que se derrita. Agregue la salsa y las nueces. Sazone a su gusto. Con esta mezcla rellene los pimientos. Acomódelos en un refractario engrasado y ponga trocitos de queso sobre cada pimiento. Hornee a 350° de 15 a 20 minutos.

MENÚ No. 13
Ensalada de berros
Crema de betabel
Chiles rellenos al hojaldre

Ensalada de berros

2   tazas con berros limpios y picados
1   lechuga orejona
2   jitomates cortados en lunitas
1   cebolla cortados en lunitas
1/2   taza con cilantro picado
1/4   de taza con almendras picadas

Aderezo:

1   aguacate
2   dientes de ajo
2   cdas. de aceite de olivo
1   limón (su jugo)
       sal al gusto

Desinfectar las verduras. En la ensaladera colocar el berro, lechuga, cebolla, jitomate. Licuar el ajo, un trozo de la cebolla, el aguacate, sal aceite y limón. Bañar las verduras con este aderezo y adornar con las almendras.

Sopa de betabel

3/4   de taza con crema de trigo (crémola)
4   betabeles
1/2   poro rebanado
6   tazas de caldo de verduras o agua
0.50 g de mantequilla
      sal al gusto

Lavar los betabeles y cocerlos con cáscara. Sofreír en la mantequilla el poro y la crema de trigo. Agregar la mitad del caldo y dejar hervir 15 minutos. Licuar los betabeles pelados en el resto del caldo y vaciar en la crémola cocida. Cocinar unos minutos más. Servir caliente.

Nota: Si desea sirva con una cucharada de yoghurt al centro del plato.

Chiles rellenos con hojaldre

6   chiles poblanos
2   tazas con frijoles negros cocidos
2   tazas con huitlacoches
1   cebolla picada
2   dientes de ajo machacados y picados
300   g de queso crema
1   taza con crema lincott o yoghurt natural
2   huevos batidos
1/2   kilo de pasta hojaldrada
6   cdas. de aceite
      ajonjolí al gusto
      sal al gusto

Los chiles se asan y se limpian. Los frijoles se machacan y se refríen en aceite con la mitad de la cebolla. Se sazonan con sal. Los huitlacoches se medio machacan y se saltean con el ajo y el resto de la cebolla y sal. Rellenar los chiles con los frijoles y el huitlacoche. La pasta hojaldrada se extiende con un palote a que quede delgada, se corta en cuadros. En cada uno se coloca el chile poblano ya relleno y se cubren con la pasta apretándola bien. Se colocan en una charola extendida para horno, se barnizan con el huevo y se les espolvorea ajonjolí. Licuar el yogurt con el queso crema y sazonar. Hornear a 350° hasta que la pasta esté ligeramente dorada. Al servir, bañarlos con salsa de queso crema.

MENÚ No. 14
Ensalada de chayote
Minestra de verduras
Croquetas de tofu con salsifíes

Ensalada de chayote

3   chayotes pelados, cocidos y cortados en cuadros.
200 g de queso fresco
1   cebolla cortada en lunitas (fileteada)
3   cdas. de aceite de oliva
1/2 cda. de jugo de limón
1   cdita. de orégano en polvo

Se desflema la cebolla en el limón mientras se cuecen los chayotes. Se dejan enfriar. Se mezclan todos los ingredientes. Se adorna con el queso fresco.

Minestra de verduras

3   berenjenas cortadas en cuadros
4   calabacitas cortadas en tiras gruesas
5   jitomates picados
1   cebolla picada
3   dientes de ajo

4   cdas. de aceite de oliva
1/2   taza con caldo de verduras
1   rama de romero fresco
1/2   manojo de albahaca picada
3   cdas. de queso parmesano rallado
      sal y pimienta al gusto
1/4   de kilo de pasta integral

Las berenjenas se ponen en agua con sal y se dejan reposar 10 minutos. Escurrir. En el aceite sofreír ajo y cebollas, agregar las berenjenas, calabacitas, jitomate y el caldo. Sazonar con romero, pimienta y sal y dejar hervir a fuego lento 10 minutos. Aparte cocer la pasta en suficiente agua con sal por 6 minutos aproximadamente. Escurrirla. Mezclar las verduras, la pasta, la albahaca y el queso.

Croquetas de tofu con salsifíes

1   taza de salsifís cocidos y cortados (3 cm).
1   cda. de mantequilla
1   taza con poros cortados en trozos de 3 cm
1   cebolla picada
1   ramo de perejil picado
300   g de tofu (queso de soya)
1   huevo
1   cda. de salsa de soya
3   cdas. de almendras o pistaches molidos
2   cdas. de pan molido
2   cdas. de queso parmesano molido
1   cda. de vinagre de manzana o jugo de limón
      pimienta y sal al gusto
1/2   taza con caldo de verduras
1/2   taza con yoghurt
2   cdas. de cebollinos picados

Aplastar el tofu con un tenedor y mezclarlo con la cebolla, perejil, almendras, salsa de soya, huevo, pan, queso, sal y pimienta. Amasar esto con las manos y formar las croquetas. Freír el salsifí en la mantequilla, agregar el caldo, el poro y el yoghurt. Tapar y dejar cocer a fuego lento por 5 minutos. Añadir las croquetas de tofu y dejar cocer 5 minutos. Agregar el cebollino, mezclar bien y sazonar con sal y pimienta y el vinagre.

Nota: una variante de las croquetas es agregarle eneldo.

MENÚ No. 15
Ensalada de alubias
Sopa de nopales
Papadzules

Ensalada de alubias

1	taza con alubias chicas
1	zanahoria
1	rama de apio
1/2	poro
1	jitomate picado
1	pimiento verde en tiras
1	pimiento amarillo en tiras
1	cebolla cortada en rodajas
1/2	manojo de perejil picado
2	ramas de tomillo fresco picado

Aderezo:

1	cda. de mostaza
4	cdas. de vinagre de manzana
6	cdas. de aceite de olivo
	sal y pimienta al gusto

Remojar las alubias durante la noche. Al día siguiente cocerlas con el agua del remojo , la zanahoria, apio y poro y sal. Mezclar la mostaza, vinagre, aceite, sal y pimienta. Escurrir las alubias (retirar las verduras de la cocción) y mezclarlas con el jitomate, pimientos cebolla y las hierbas. Rociar con el aderezo y mezclar bien.

NOTA: usar el caldo de las alubias para una sopa.

Sopa de nopales

5   nopales tiernos en trocitos
2   zanahorias en cuadritos
1/2 cebolla
3   dientes de ajo
3   jitomates
2   chiles chipotle (meco) fritos
1   chile pasilla frito
3   cdas. de aceite
6   tazas con caldo de verduras
     sal al gusto
1   cda. de harina diluida o una papa para espesar
     ligeramente

Cocer los nopales en poca agua y con poca sal. Colar. Licuar el jitomate, cebolla, ajo y sazonar en el aceite. Agregar las zanahorias y los nopalitos, añadiendo caldo suficiente para hacer una sopa caldosa. Tapar y dejar hervir a fuego lento hasta que las zanahorias estén a medio cocer. Apagar y dejar reposar.

Nota: Los chiles fritos se cortan y se sirven sobre los nopales. Si se quiere en lugar de los chiles chipotle, se puede sustituir con los chiles pasilla igualmente fritos y cortados.

Papadzules

12   tortillas
6   huevos cocidos (duros) y picados
10   cdas. de pepita de calabaza molida
1   kilo de jitomate
      epazote, sal y pimienta al gusto
6   cdas. de aceite

Se cuecen los jitomates en poca agua con el epazote, sal y pimienta. En un poco de esta agua se deslíe la pepita. Se muele el jitomate, se cuela y se sofríe en el aceite. Las tortillas se bañan con la pepita y se rellenan con el huevo, se hacen tacos y se bañan con la salsa de jitomate.

MENÚ No. **16**
Ensalada de ejotes y champiñones
Sopa 3 frijoles
Huauzontles

Ensalada de ejotes y champiñones

3/4   de kilo de ejotes cocidos al dente cortados en trozos
1/4   kilo de champiñones rebanados
1/4   de cebolla cortada estilo juliana (lunitas)
1/4   de cebolla morada cortada estilo juliana
1   chile jalapeño picado
1   taza con jitomate picado
2   dientes de ajo
      aceite de olivo
Saltear ligeramente todos los ingredientes.

Aderezo:

1   limón (su jugo)
1   naranja (su jugo)

1/2   cdita. de comino molido
1/2   cdita. de semilla de cilantro molida.
1/4   de taza de aceite de oliva
1   diente de ajo machacado.
       Se mezclan todos los ingredientes y se bañan los ejotes.

Sopa 3 frijoles

1   kilo de frijol bayo o canario remojado 12 horas
2   manojos de rabos de cilantro
2   hoja de aguacate
1   hoja santa
1   cebolla chica
3   dientes de ajo
1   cda. de aceite de girasol
1/4   de kilo de frijol rojo
1/4   de kilo de frijol verde
       pan tostado
       queso gruyer
       queso ementhal

Cocer los frijoles canarios con todos los ingredientes. Moler y colar. Aparte se cuecen con sal el frijol rojo y el frijol verde. Se sirve la sopa con los frijoles rojo y verde enteros y se adorna con pan tostado y los quesos.

Huauzontles

       Unas ramas de huauzontles
3   jitomates
1/2   cebolla chica
1   chile pasilla hervido
3   dientes de ajo
2   huevos
1/2   kilo de queso panela
       aceite el necesario

Se medio cuecen los huauzontles en poca agua y poca sal. Se escurren. Se toman ramitas y en medio se les pone un trozo de queso. Por separado batir las claras a punto de turrón, agregando luego las yemas. Se enharinan un poco las ramas de huauzontle y se pasan por el huevo y se fríen en el aceite. Aparte se muele el jitomate, cebolla, ajo y chiles. Sofreír en poco aceite. Se sirven con esta salsa.

NOTA: Cuando hace calor se pueden servir sólo con una ensalada

MENÚ No. 17
Ensalada de espinacas
Chayotes rellenos
Manzanas enteras

Ensalada de espinacas

3   manojos de espinacas frescas
3   huevos cocidos y rebanados
150 g queso gruyer cortado en tiras
4   cdas. de cebollinos picados
1   taza con croutones con ajo

Lave y desinfecte las espinacas. Seque las hojas y acomódelas en una ensaladera. Agregue el huevo y los cebollinos, revuelva con cuidado. Agregue el queso y el pan y bañe con el aderezo al servir y los croutones.

Croutones al ajo (caseros)

3   rebanadas de pan francés o pan de caja integral
3   cdas. de aceite de oliva
3   dientes de ajo machacados y picados

Tostar el pan, cortar en cubos y freír en el aceite hasta dorar. Agregue el ajo y siga dorando un poco más. Deje enfriar y guárdelos en un recipiente hermético hasta utilizarlos.

Aderezo:

1   cda. de mostaza de Dijón
1   cda. de cebollinos frescos picados
1/2 taza de aceite de oliva
1   limón (su jugo) o al gusto
     sal y pimienta

Mezclar los cebollinos, mostaza, limón, sal y pimienta. Agregar el aceite en un hilo delgado sin dejar de revolver con el batidor de mano.

Chayotes rellenos

3   chayotes cocidos enteros
4   tazas de flor de colorín
1/2 cebolla picada
2   jitomates picados
1   taza con lechuga picada
200 g de queso panela
4   cdas. de aceite de oliva
1   limón (su jugo)
1   pimiento rojo asado y cortado en tiras
     sal al gusto.

Los chayotes se cortan a la mitad a lo largo y con una cuchara se ahuecan. Lo que se saca, se pica y se mezcla con los demás ingredientes. Se hierven las flores de colorín, al soltar el primer hervor, se tira el agua. Se ponen otra vez con agua con sal y se dejan hervir 10 minutos. Se escurren. Se revuelven todos los ingredientes. Se rellenan las mitades de chayotes. Se adornan con queso y el pimiento. Se bañan con salsa bechamel. (Ver salsas.)

Nota: Hornear 5-10 minutos (opcional).

Postre de manzana

6   manzanas
    mascabado al gusto
    pasitas
    nueces picaditas
    canela en polvo al gusto

A las manzanas se les quita el corazón. Se colocan en un refractario engrasado con mantequilla. Se mezclan pasitas, nueces, mascabado y canela, con esto se rellena el hueco de las manzanas. Se les rocía un poco de agua. Se hornean 30 minutos.

MENÚ No. 18

Ensalada de germinados
Sopa de apio
Pastel de arroz

Ensalada de germinados

3   tazas con frijol mungo germinado
        ("germinado de soya")
1 1/2   tazas con jitomate picado (sin piel)
1/2   taza con cebolla picada o en lunitas
3   cdas. con perejil picado finamente
3   cdas. con cilantro picado finamente
1   aguacate en cuadros
3   cdas. de aceite de oliva
1   limón (su jugo)
        sal o salsa de soya al gusto

El germinado se desinfecta y escurre. Se mezclan los demás ingredientes y al final el aguacate rociado con el limón.

Sopa de apio

6   tazas con caldo o agua
4   tazas con apio picado
2   tazas con jugo de apio
1   cdita. de ajo picado
3   cdas. de cebolla picada
4   cdas. de aceite
6   cdas. de harina integral

Se dora el harina y se diluye en el agua. Se fríen ajo y cebolla. Se agrega al caldo. Se deja hervir a fuego lento sin dejar de mover para que no forme grumos y se agrega el apio, el jugo de apio. Se deja hervir sólo 3 minutos.
Nota: El jugo se hace moliendo tallo y hojas. Colar.

Pastel de arroz

3   tazas con arroz integral cocido
3   tazas con frijoles cocidos, molidos y refritos
7   chiles poblanos asados, limpios y en rajas
200 g de queso chihuahua
1   yoghurt
1   barra de mantequilla
2   jitomates asados
1/2 cebolla
2   dientes de ajo
1   cda. de aceite
     sal al gusto

Se muele el jitomate, cebolla y ajo, se cuela y se sofríe en aceite. Se agregan las rajas. Sazonar 3 minutos. En un refractario engrasado colocar por capas: arroz, frijoles, rajas, queso, yoghurt y trocitos de mantequilla. Hornear hasta que gratine. Servir caliente.

MANERA DE HACER EL ARROZ INTEGRAL

1   taza con arroz integral
2   dientes de ajo
1/2 cebolla picada o cortada en lunitas
1   manojo de perejil picado
3   tazas con agua
     sal al gusto

Se lava bien el arroz, se pone a hervir por 3 minutos, se enjuaga con agua fría y se escurre. Se sofríe en poco aceite con la cebolla, ajo y perejil. Se agregan el agua y la sal. Se tapa y cocina a fuego muy bajito.

Nota: En arroz blanco suprima el perejil.

MENÚ No. **19**
Ensalda de verdolagas
Potaje energético
Fresas con yoghurt

Ensalda de verdolagas

2   tazas con verdolagas limpias y picadas
1/2 taza con col finamente picada
2   tazas con piña cortada en trocitos
1   taza con jícama
1/2 taza con pistaches tostados ligeramente
1   taza con yoghurt natural
     sal al gusto

Mezclar verduras y fruta. Licuar los pistaches con el yoghurt, sazonar con sal. Bañar las verduras con esta salsa.

Potaje energético

1 1/2 tazas con lentejas cocidas
1 1/2 tazas con garbanzos cocidos
2   tazas con arroz integral cocido

1   pimiento morrón en trozos
1   cebolla en trozos
5   dientes ajo machacados y picados
1/8 de litro de aceite
1   pizca de cominos
     hierbas de olor al gusto
     sal al gusto

Cocer por separado las lentejas y el garbanzo (previamente remojados la noche anterior). Con sal y hierbas de olor (laurel, tomillo y mejorana o las de su gusto). Escurrir. Con el caldo en que se cocieron las lentejas y el garbanzo cocer el arroz integral. Mezclar lenteja, arroz y garbanzo. Sofreír el ajo, cebolla y pimiento, agregar el comino y la mezcla, revolver, apagar y dejar reposar. Servir caliente. Si lo prefiere sirva con una salsa de su gusto

Fresas con yoghurt

1/2 kilo de fresas enteras o machacadas
1   taza con yoghurt natural
     miel de abeja al gusto

Lavar muy bien las fresas desinfectar y quitarles el rabito y desinfectar. Mezclar los ingredientes y servir. Si lo prefiere servir las fresas y un pompón de yoghurt encima, bañando con la miel.

MENÚ No. 20
Ensalada de coliflor cruda
Sopa de tortilla
Rajas con elote

Ensalada de coliflor cruda

1   coliflor tierna compacta y blanca
2   jitomates picados finamente

1 cebolla picada finamente
3 cdas. de perejil picado finamente
3 cdas. de cilantro picado finamente
1 aguacate cortado en cuadritos
  hojas de lechuga romanita
  rábanitos rebanados al gusto
  aceitunas al gusto

Desinfectar las verduras. Escurrir. Picar la coliflor muy menudita con todo y tallo. Mezclar todos los ingredientes, rociarlos con el aderezo y presentarlo sobre las hojas de lechuga adornando con los rábanos y las aceitunas.

Aderezo:

3 cdas. de mostaza
2/3 de taza con yoghurt
1/2 taza con mayonesa
  sal al gusto
  Licuar

Sopa de tortilla

12 tortillas frías, secas y cortadas
4 jitomates asados y molidos sin piel
4 dientes de ajo picados
1/2 cebolla picada
100 g de queso rallado
1 rama de epazote
4 tazas con agua o caldo de verdura
  aceite necesario para freír.

Freír la tortilla y escurrir en toalla de papel. Sofreír el ajo, cebolla y jitomate. Se agrega el agua, epazote y sal. Se deja sazonar por 10 minutos a fuego lento. Ya para servir se le agrega la tortilla y el queso. Si gusta sírvala con chile seco y frito de su agrado.

Rajas con elote

2   elotes desgranados
6   chiles poblanos en rajas
5   calabacitas picadas
1   cebolla rebanada en rodajas
250 g de queso fresco desmoronado
0.75 g de mantequilla
1/2 litro de agua
     sal al gusto

Se cuecen los elotes con el agua y la mitad de la mantequilla, hasta consumirla. Los chiles asados, desvenados, lavados y cortados en rajas se agregan al elote junto con la mantequilla, cebolla y la sal. Se sazona. Se sirve con queso fresco.

Nota: Si se quiere agregar calabacitas cortadas en cuadritos.

MENÚ No. **21**
Ensalada tricolor
Sopa de acelga
Picadillo vegetariano

Ensalada tricolor

1   Lechuga chica trozada desinfectada
2   Jitomate en lunitas
2   Aguacate en lunitas
3   Ramas de apio rebanada fino desinfectado
1/2 Cebolla fileteada (en lunitas)
2   Zanahoria rallada
2   Calabacitas rebanadas
2   Papas cocidas en cuadros

Aderezo:

3   cdas. salsa de soya o al gusto
7   cdas. de ceite de olivo o al gusto
3   cdas. de jugo de limón o vinagre de manzana o al gusto
2   dientes de ajo machacado
      Sal al gusto

El aderezo se deja macerar, mínimo una hora. Acomodar las verduras en un platón de forma agradable a la vista. Rociar con el aderezo y servir.

Sopa de acelga

8   tazas con agua o calde de verduras
1/2   taza con crema de trigo (crémola)
1/2   taza con poro picado
2   manojos de acelgas o espinacas o chaya
2   cdas. de cebolla picada
1   cdas. de ajo picado
4   cdas. de aceite

En el agua cocer el poro por 15 minutos. Licuar con este caldo las acelgas en crudo. Sofreír en el aceite la crema de trigo, el ajo y la cebolla y se le agrega los demás ingredientes. Se deja sazonar a fuego lento por 10 minutos.

Picadillo vegetariano

2   tazas con carne vegetal (gluten) picada
3   jitomates picados sin piel
1   cebolla picada
3   dientes de ajo picados
2   papas cocidas cortadas en cuadros
0.25 g de almendras peladas
0.50 g de pasitas sin semilla
      sal al gusto
      aceite

Acitronar ajo y cebolla, añadir la carne vegetal, moviendo constantemente, agregar los demás ingredientes y sazonar con sal. Tapar. Dejar hervir a fuego lento por 15 minutos y dejar reposar.

MENÚ No. 22
Ensalada mineralizante
Crema de coliflor
Frituras de arroz

Ensalada mineralizante

1   pepino chico picado
1/2   taza con apio picado
1/2   taza con lechuga picada
2   cdas. de zanahoria rallada
2   cdas. de queso fresco rallado
1   cda. de betabel rallado
2   rabanitos en rodajas
6   ramas de berros
        perejil chino al gusto
        aceite de oliva al gusto
        jugo de limón al gusto

Se desinfectan las verduras. Se colocan en un platón de forma agradable. Se rocía con el coco (se puede sustituir con alguna oleaginosa), se adorna con perejil chino y berros.

Crema de coliflor

1   coliflor mediana blanca y fresca
1   cebolla en lunitas
1/2   poro
2   dientes de ajo

1   pizca de anís
3   cdas. de mantequilla
4   tazas con agua o la necesaria
      orégano al gusto
      sal y pimienta al gusto

En el agua cocer coliflor, poro, ajos y anís. Licuar todo junto. Sofreír la cebolla en la mantequilla y agregar lo licuado. Condimentar con orégano, sal y pimienta.

Frituras de arroz

1/2   taza con harina integral
1/2   taza con harina de garbanzo
1   taza con arroz integral cocido
1/4   cdita. de chile en polvo
3   huevos ligeramente batidos con:
3/4   de taza de leche
3   cebollas picadas finamente
2   zanahorias ralladas
1/2   pimiento rojo picado finamente
      sal al gusto
      aceite vegetal para freír
1   taza con requesón o yoghurt

Cernir los ingredientes secos. Revolver con todos los demás ingredientes. Con una cuchara tomar porciones de la mezcla y verter sobre el aceite caliente. Freír por los dos lados hasta que doren. Escurrir y servir. Sírvalas acompañadas de requesón o yoghurt, saborizando con hierbabuena o menta.

MENÚ No. 23
Ensalada de trigo (tabule)
Sopa de calabacitas
Setas en salsa blanca
Galletas de trigo

Ensalada de trigo

1   taza con trigo quebrado, remojado y escurrido
3   jitomates picados
1/2 cebolla grande picada finamente
4   cdas. de hierbabuena finamente picada
4   cdas. de perejil finamente picado
1   pepino picado
1/2 limón (su jugo)
4   cdas. de aceite de oliva
1   lechuga

Desinfectar todas las hierbas y la lechuga. Mezclar todos los ingredientes y dejar reposar. Se acomodan las hojas de lechuga en un platón, y sobre cada una se sirve el tabule.

Sopa de calabacitas

1/2 kilo de calabacitas
1/2 taza con poro picado
2   dientes de ajo picados
1   cda. de apio picado
4   cdas. de cebolla picada
2   litros de agua
3   cdas. de aceite

Se cuecen las calabacitas en trozos con el poro en el agua. Se dejan enfriar y se licuan. Se acitronan los demás ingredientes en el aceite y se agrega lo molido. Dejar sazonar por 10 minutos a fuego lento.

Setas en salsa blanca

1   kilo de setas
1/2   kilo de chícharos

Se cuecen los chícharos en poco agua. Las setas se asan y se bañan con la salsa blanca (ver salsas) adornar con los chícharos

Galletas de trigo

5   cditas. de polvo para hornear
2   tazas con harina integral
2   tazas con harina blanca
1   taza con germen de trigo
1   taza con mascabado
1/2   taza con yoghurt o agua fría
1   taza con aceite
      canela o vainilla al gusto y opcional

Cernir bien los ingredientes secos, se agrega el yoghurt y el aceite. Se extiende la masa con un palote que quede de 1/2 cm de espesor. Se cortan con un vaso o moldes especiales para galletas. Se engrasa un molde extendido o las hojas de lámina para hornear galletas y se colocan no muy juntas. Hornear de 20 a 30 minutos a fuego medio.

MENÚ No. **24**

Ensalada de col
Sopa de lentejas
Croquetas de zanahoria

Ensalada de col

1/2   col rebanada finamente

Para desflemar: se rocía con agua caliente y se le mezcla sal y limón. Dejar reposar media hora. Escurrir.

Aderezo:

Se recomienda el de aguacate o al gusto (ver aderezos).

Sopa de lentejas

2   tazas con lentejas remojadas 12 horas
1/4   de taza con cebolla picada
1 1/2   tazas con puré de jitomate
        orégano
        sal al gusto

Cocer las lentejas con un trozo de cebolla y 2 dientes de ajo y sal. Sofreír la cebolla picada, agregar el jitomate y dejar sazonar. Agregar las lentejas y dejar sazonar a fuego lento por 15 minutos

Nota: si quiere licue unas pocas de lentejas y también puede agregar frutas como piña y manzana, cortadas en cuadros y plátano macho con cáscara cortado en trozos. Puede servirse con una cucharada de yoghurt o crema espesa.

Croquetas de zanahoria

7   zanahorias ralladas
3   cdas. de germen de trigo
3   cdas. de perejil picado finamente
3   cdas. de cilantro picado finamente
3   huevos
        sal y pimienta al gusto

Se mezclan todos los ingredientes, excepto el huevo que se añade ya batido. Las claras se baten a punto de turrón y se les agrega las yemas y una poquita de sal. Con una cuchara se van tomando porciones y se ponen en el aceite caliente a que doren por los dos lados. Se sirven con salsa de jitomate o la salsa de su gusto.

MENÚ No. **25**
Ensalada de berros
Sopa de zanahoria y almendras
Frittata arco iris

Ensalada de berros

2   tazas con berros picados
1/2   lechuga romana picada
1   jitomate picado
1/2   taza con cilantro picado
1   aguacate cortado en cuadros
1   cebolla cortada en lunitas
Aderezo:
2   dientes de ajo
        aceite de olivo
        limón (su jugo)
        sal al gusto

Se desinfectan las verduras. Se mezclan todos los ingredientes y se sazona con el aderezo o el aderezo a su gusto.

Sopa de zanahoria y almendras

400   g de zanahorias cortadas en rodajas
100   g de almendras
4   tazas con agua o la necesaria
1/2   cebolla chica picada
1/2   poro chico picado
2   cdas. de mantequilla
        sal al gusto

Se cuecen las zanahorias al dente con el poro en el agua. Las almendras se remojan en agua caliente para quitarles la piel. Se licuan las zanahorias, poro y almendras. Sofreír

en la mantequilla la cebolla y vierte la zanahoria, se deja a
que dé un hervor. Si se quiere, adorne con perejil picado.

Frittata arco iris

100	g de frijoles remojados toda la noche
2	huevos
2	cdas. de aceite vegetal
1	papa pelada y rallada
2	zanahorias ralladas
2	calabacitas ralladas
4	cebolla rebanada
5	elotes desgranados
100	g de queso chihuahua rallado
2	cdas. de albaca fresca picada
1/2	taza con yoghurt
2	cdas. de hierbabuena picada y desinfectada
	pimienta negra al gusto
	sal al gusto

Licuar los frijoles con los huevos hasta obtener una
mezcla tersa. Sofreír la cebolla y agregar la papa, zanahoria, calabacitas y cocinar 5 minutos moviendo. Juntar
frijoles, verduras, elotes y albahaca y sazonar con la pimienta y sal. Poner en un refractario engrasado y meter
al horno regular por 30 minutos o hasta que dore. Servir
con requesón o yogurt con hierbabuena o crema de coco
con limón o menta.

MENÚ No. 26
Ensalada de pepino y manzana
Mole de olla
Croquetas de manzana

Ensalada de pepino y manzana

1   lechuga romanita desinfectada
2   pepinos en rodajas
3   manzanas cortadas en cuadros
1   limón (su jugo)

Las manzanas refrescarlas en poquita agua con limón para evitar la oxidación. Escurrir. Los pepinos refrescarlos en agua con sal. Escurrir. Acomodar las hojas de lechuga en un platón y servir sobre ellas el pepino y la manzana y adornar con mayonesa si se desea.

Mole de olla

3   chiles guajillo desvenados y fritos
2   chiles anchos o pasilla desvenados y fritos
3   elotes cortados en trozos
1   taza con ejotes enteros o en mitades
1   taza con col picada
2   tazas con flores de calabaza
8   calabacitas cortadas en mitades
2   xoconoxtles (sin piel ni semillas)
3   litros de agua hirviendo
1   cebolla grande
4   dientes de ajo
1/2 kilo de champiñones rebanados
    (o de todas las variedades)
2   ramas de epazote picadito
0.50 g de queso asadero (que hace hebra) picado.

1/4   de kilo de masa de maíz
2   cdas. de aceite
4   limones
      sal al gusto

La masa se revuelve con el queso, epazote y sal, se hacen bolitas y con el dedo se hace un nidito. Licuar los chiles, 1/2 de cebolla y el ajo. Sofreír en el aceite. Agregar el agua hirviendo y los elotes, dejar cocer a fuego lento por 20 minutos. Agregar los demás ingredientes. La flor de calabaza se añade al final. Se sirve con limón y cebolla picada.

Croquetas de manzana

1   kilo de perón golden
2   tazas con harina integral
1   taza con harina refinada
1   taza con germen de trigo
1   taza con azúcar mascabado
5   cdas. de polvo para hornear
2   huevos
      aceite el necesario
1   cda. de agua tibia

A las manzanas se les quita el corazón y se rebanan en rajitas. Cernir las harinas, polvo de hornear y mascabado. Agregar el agua tibia, el huevo y las manzanas. Dejar reposar media hora. Con una cuchara tomar porciones de la pasta y freír en el aceite, hasta que doren. Se sirven con puré de papaya, crema o requesón.

MENÚ No. **27**
Ensalada de soya germinada
Sopa de trigo
Pay de quintoniles

Ensalada de soya germinada

4   tazas con frijol mungo germinado
4   cdas. de queso rallado
4   cdas. de aceite de olivo
1   taza con jitomate picado (sin piel)
1/2   taza con cebolla fileteada
1/2   taza con perejil y cilantro picado fino
     salsa de soya al gusto

Lavar bien y desinfectar el germinado, el perejil y el cilantro. Escurrir. Mezclar los ingredientes y sazonar con la salsa de soya, el aceite y el queso. Si prefiere use el aderezo que guste. Puede sustituir el germinado de soya por cualquier otro como de garbanzo, trigo, etcétera.

Sopa de trigo

1/2   taza con crémola remojada
1/2   taza con trigo quebrado remojado (grueso)
6   tazas con caldo de verduras
1/2   taza con cebolla picada
1/2   taza con pimiento rojo picado
1/2   taza con ejotes picados
1/2   taza con calabacitas picadas
2   dientes de ajo picados
1   cda. de aceite
1/2   cdita. de mejorana
1/4   de cdita. de tomillo
1   hoja de laurel
     sal al gusto

En el caldo, cocer el trigo 10 minutos. Licuar la mitad con el agua de la cocción. Sofreír ajo cebolla y pimiento, agregar el caldo con el trigo y el resto de los ingredientes. Cuando suelte el hervor, baje el fuego y deje sazonar por 10 minutos.

Pay de quintoniles

1/2	kilo de quintoniles, sin tallo y picados
2	cdas. de mantequilla
1	cebolla picada finamente
1/2	taza con queso chihuahua desmenuzado
1/2	taza con queso recotta o requesón
1/2	taza con queso fuerte rallado
4	cdas. con queso parmesano rallado
4	huevos ligeramente batidos
1/4	de cdita. de nuez moscada en polvo
1	pizca de pimienta molida
3	cdas. de aceite de oliva
	sal al gusto
3/4	de kilo de pasta hojaldrada (aproximado)

Cueza los quintoniles con poquita agua de 3-5 minutos. Escurrir y exprimir el líquido bien, dejar enfriar. Sofreír bien la cebolla en la mantequilla. Revolver: quintoniles, cebolla y quesos. Mezclar los huevos con la pimienta y nuez moscada y revolver con los quintoniles. Dividir la pasta hojaldrada en 2 partes. Forrar un molde previamente engrasado, con una parte y vaciar los quintoniles, cubrir con el resto del hojaldre, unir bien los bordes y barnizar con aceite o con huevo. Hornear hasta que dore.

Nota: puede cambiar quintoniles por acelgas.

MENÚ No. 28
Coctel de pepino
Sopa de elote
Soufflé de queso
Pan de elote

Coctel de pepino

5   pepinos tiernos y frescos
1   taza con salsa catsup
2   cdas. de salsa picante
2   limones (su jugo)
    sal al gusto

Los pepinos rebanados con o sin cáscara en tiritas pequeñas, se revuelven con las salsas y el jugo de limón.
Refrigerar dos horas. Servir.

Sopa de elote

2   tazas con elote tierno desgranado
6   tazas con agua
4   cdas. de poro o cebolla picadita
1   rama de hierbabuena
6   cdas. de apio picado
2   cdas. de aceite vegetal
    sal al gusto

Se cuecen el elote, poro y apio. Sofreír ajo y cebolla.
Agregar a las verduras con la hierbabuena y la sal. Dejar
cocinar unos minutos

Soufflé de queso

3   tazas con salsa blanca (ver salsas)
2   tazas con queso gruyer rallado
6   claras de huevo

Revolver la salsa blanca y el queso. Agregar las claras batidas a punto de turrón con suaves movimientos envolventes. Vaciar en refractario engrasado, cocinar en horno precalentado por 20 minutos. Servir en seguida.

Pan de elote

4	elotes
4	huevos
1 1/2	barras de mantequilla derretida
1	cda. de polvo de hornear
1	taza con azúcar mascabado
1	taza con harina integral

Cernir harina y polvo de hornear. Licuar los demás ingredientes y juntar. Vaciar en molde engrasado y enharinado. Hornear a 350° F por 1 hora o hasta que esté dorado.

MENÚ No. **29**

Ensalada de fécula
Crema de aguacate
Rajas con habas y calabacitas

Ensalada de fécula

1 1/2	tazas con apio picado finamente
3	tazas con papa o camotes cocidos y cortados en cuadros
3	manzanas golden cortadas en cuadros
	mayonesa al gusto
	almendras picadas (peladas)
	sal al gusto
6	hojas de lechuga desinfectada

Mezclar apio, papas y manzanas. Se les rocía sal. En un platón se coloca la lechuga a formar una cama, sobre ésta se colocan los ingredientes y se bañan con la mayonesa y se adorna con las almendras.

Crema de aguacate

5　aguacates maduros
6　tazas con caldo de verduras (colado)
7　cdas. de queso de cabra o fresco (molido)
　　sal al gusto

Moler en una taza de caldo los aguacates e incorporar el resto del caldo previamente sazonado con salsa de soya. Servir inmediatamente con el queso espolvoreado.

Nota: esta sopa se sirve fría.

Rajas con habas y calabacitas

8　chiles poblanos asados y limpios
2　tazas con habas verdes peladas y cocidas
2　tazas con calabacitas en cuadros grandes
1　pieza de cebolla en rodajas
4　cdas. de aceite
250　g de queso panela desmoronado
　　sal al gusto

Sofreír la cebolla y demás ingredientes. Se agrega el agua en que se cocieron las habas y la sal. Hervir a fuego lento por 10 minutos. Se sirve con el queso.

MENÚ No. 30

Ceviche
Potaje de garbanzo
Torta de elote

Ceviche

1/2　cebolla picada finamente
2　dientes deajo picado finamente

cilantro picado finamente al gusto
1   jitomate picado
2   tazas de champiñones picados
1   calabacitas ralladas
1   zanahoria ralladas
3   cdas. de jugo de limón
2   cdas. de aceite de olivo o al gusto
     salsa catsup al gusto

Los ingredientes al gusto. Mezclar todo y servir.

Potaje de garbanzo

1/2   kilo garbanzo remojado y cocido con sal
1/4   de kilo de setas cortadas en tiras (opcional)
1   pimiento rojo en tiras
1   cebolla grande en rodajas
2   dientes de ajo
2   jitomates asados
1   pizca de cominos molidos
2   cdas. de perejil picado
2   cdas. de aceite
1/2   cda. de romero
     sal y pimienta al gusto

Se muele la cuarta parte de los garbanzos con parte del agua en que se cocieron. Se sofríe el ajo, cebolla y pimiento. Se añade el jitomate molido y colado. Se agrega el resto del caldo, los garbanzos enteros, los molidos, las setas y los demás ingredientes. Se deja hervir a fuego lento hasta que las setas estén cocidas.

Torta de elote

6   elotes grandes
200 g de mantequilla
1   taza con mascabado

6   huevos
1   taza de harina de arroz
1   pizca de bicarbonato

Se desgranan los elotes y se licuan en crudo muy bien con el azúcar mascabado y las yemas. En un recipiente se junta lo licuado, harina y las claras de huevo batidas a punto de turrón con movimiento envolvente. Se vacía a un refractario engrasado y espolvoreado con pan molido. Se mete a horno de calor moderado.

MENÚ No. 31
Ensalada de berros
Sopa de alubias
Calabacitas con pimiento

Ensalada de berros

1   manojo de berros
1   manojo de espinacas grande de
     hojas tiernas

Lavar y desinfectar las espinacas y berros. Las espinacas se pican y los berros deshacerlos en ramitas pequeñas.

Aderezo:

16   almendras remojadas y peladas
0.50 g de queso roquefort o al gusto
2   dientes de ajo
2   cdas. de aceite de olivo
1   cdas. de jugo de limón
3/4   de taza de yoghurt natural
        sal al gusto o salsa al gusto

Licuar todos los ingredientes. Bañar con este aderezo las espinacas y los berros.

Sopa de alubias

1   taza con alubias chicas cocidas
3   jitomates
1   cebolla mediana picada
2   zanahorias picadas
1   nabo picado
2   calabacitas picadas
1   poro chico picado
3   dientes de ajo
2 1/2 litros agua o la necesaria
       sal al gusto

Licuar el jitomate y colar. Se sofríen el ajo, la cebolla y los vegetales; se les incorpora el jitomate y la mitad de las alubias, la otra parte se licua y se agrega colado. Se dejan hervir a fuego lento por 15 minutos. Se sirve caliente.

Calabacitas con pimiento

1   kilo de calabacitas
1   pimiento verde
2   pimientos rojos
1   cebolla grande
1   cdita. de ajo picado
1   rama de epazote
4   cdas. de aceite
       sal al gusto

Se pican las calabacitas. Los pimientos y la cebolla se cortan en rodajas. Se sofríen ajo, cebolla, pimientos y se agregan las calabacitas. Se deja sazonar a fuego lento por 5 minutos, se agrega el epazote y la sal y se deja sazonar 3 minutos más. Se pueden aderezar con queso fresco.

MENÚ No. 32
Ensalada americana
Hamburguesa de tofu y nuez
Soufflé de manzana

Ensalada americana

1   taza con arroz cocido
1   taza con apio picado finamente
1   taza con pimiento morrón picadito
4   manzanas picaditas
5   huevos cocidos rebanados

Aderezo:

1   taza con yoghurt
4   cdas. de aceite de oliva
1   cda. de mostaza
2   cditas. de pimentón rojo
     sal y pimienta

Poner las manzanas en agua con limón 10 minutos para evitar la oxidación. Mezclar los ingredientes, adornar con el huevo y sazonar con el aderezo.

Hamburguesa de tofu y nuez

6   bollos integrales
6   hojas de lechuga
6   rebanadas de betabel cocido
3   huevos duros, picados
1/4 de taza con yoghurt

Hamburguesas

1   taza con tofu (queso de soya) escurrido.
2   zanahorias ralladas
2   calabacitas ralladas

1/4   de taza con nueces finamente picadas
3   cdas. de cacahuates picados finamente
1   taza con pan molido
2   cditas de cilantro fresco picadito
3   cdas. de semillas de ajonjolí
2   cdas. de semillas de amapola
      (poppy seeds)
3   cdas. de aceite vegetal
      sal y pimienta al gusto

Mezclar todos los ingredientes de las hamburguesas, excepto las semillas de ajonjolí y amapola. Formar 6 hamburguesas y pasarlas por las semillas. Freír hasta que doren. Los bollos partirlos a la mitad y cubrirlos con la lechuga, hamburguesa, betabel y una cucharada del yoghurt con el huevo. Servir de inmediato.

Nota: Si gusta agregue cebolla.

Soufflé de manzanas

1   kilo de manzanas cortadas en rodajas
1 1/2 tazas con azúcar mascabado o al gusto
4   huevos
1   clara
4   cdas. de mantequilla
      vainilla y canela al gusto

Cocer las manzanas en la mantequilla a fuego lento; agregar el azúcar, vainilla y canela. Hacer con esto un puré. Dejar enfriar un poco, agregar las yemas y dejar enfriar otro poco. Agregar las claras batidas a punto de turrón con movimientos suaves envolventes. Vaciar en molde engrasado con mantequilla. En horno precalentado, hornear 25 minutos a horno moderado. Sirva inmediatamente con crema de leche.

MENÚ No. 33
Ensalada italiana
Sopa juliana
Mole verde

Ensalada italiana

2   jitomates picados, sin piel
1/2   cebolla picada
2   ramas de apio picado
1   manojo de espinacas picado
1/4   de taza con col finamente picada
1/2   lechuga orejona picada

Aderezo:

3   cdas. de jugo de naranja
3   cdas. de jugo de limón
3   cdas. de jugo de toronja
6   cdas. de jugo de aceite de olivo
1/4   de cdita. de orégano

Mezclar los ingredientes y rociar con el aderezo antes de servir.

Sopa juliana

10   tazas con agua
2   tazas con jitomate asado y molido
1/2   taza con poro picado
1/2   taza con ejotes en trocitos
1/2   taza con chícharos pelados
1/2   taza con zanahoria rallada
1/2   taza con col finamente picada
3   madejas de fideos integrales
5   cdas. de cebolla picada
2   cditas. de ajo picado

4   cdas. de aceite
     sal al gusto

Se cuecen las verduras. Se fríe el fideo y se añade a las verduras a medio cocer. Se sazona con sal y se deja hervir por 10 minutos más.

Nota: Se puede hacer sin fideos.

Las personas de difícil digestión no deben comer la col cocida, cruda es más fácil su digestión. Si se come la col cruda y cocida en la misma comida es mejor.

Mole verde

10   hojas de lechuga
8   hojas de rábano
1/2 taza de cilantro
1/2 taza de perejil
4   ramas de epazote
1   ramas de hierbabuena
1   cebolla grande
1   taza con pepita de calabaza
4   dientes de ajo
     chilitos verdes al gusto
1/2 de kilo de soya texturizada (ya preparada)
2   cdas. de aceite vegetal

Licuar todos los ingredientes, excepto la soya. Sazonarlos en el aceite. Dejar a fuego lento 15 minutos y agregar la soya en trozos, dejar sazonar por 15 minutos más.

COMO PREPARAR LA SOYA: En suficiente agua se ponen hierbas de olor y todas las que tengan a la mano. Cuando soltaron su sabor, se sacan. Agregar la poya texturizada a que se hidrate o hierva 5 min. Escurrir bien. Freirla en aceite. ¡Ya está lista! para preparar cualquier platillo.

MENÚ No. 34
Ensalada primavera
Sopa de cebada perla
Berenjenas gratinadas

Ensalada primavera

1   taza con col rebanada finamente
1/2 taza con apio picado finamente
1/2 taza con pimiento morrón picado
1/2 taza con chícharos cocidos al dente
1   taza con jitomate picado (sin piel)
2   dientes de ajo
1/4 de cdita. de anís
4   cdas. de jugo de naranja
4   cdas. de jugo de toronja
4   cdas. de jugo de limón
     sal de mar al gusto

Aderezo: Se muelen el anís, ajo y sal y se agregan los jugos. Se deja reposar un rato. Se mezclan todos los ingredientes y se añade el aderezo.

Sopa de cebada perla

6   cdas. de cebada perla
3   zanahorias ralladas
1   nabos rallados
3   calabacitas ralladas
1   pimiento morrón picadito
1/2 cebolla picada
2   ramas de apio picado
1   hierbabuena
2   dientes de ajo
2   litros de agua o más si es necesaria
     sal marina al gusto

En el agua cocer la cebada por 25 minutos. Sofreír el ajo, la cebolla y el morrón y agregar los demás ingredientes. Se vacía este refrito a la cebada y se deja sazonar 5 minutos más.

Berenjenas gratinadas

1   kilo de berenjenas
2   jitomates grandes
1/2 cebolla
3   dientes de ajo
2   tazas con agua
2   cdas. de aceite vegetal
100 g de queso chihuahua
100 g de queso panela
     orégano al gusto
     sal al gusto

Cortar las berenjenas y dejar en agua con sal por media hora. Licuar los jitomates, cebolla, ajo y sofreír, agregar el agua, el orégano y sal. Dejar sazonar a fuego lento por 10 minutos. En un refractario colocar por capas de berenjena y bañar con el caldillo. Terminar con queso chihuahua y queso fresco. Hornear por 10 minutos.

MENÚ No. **35**
Ensalada de manzana
Sopa de yoghurt y champiñones
Soufflé de coliflor

Ensalada de manzana

6   perones golden picados finamente
1   taza con piña picada finito
1   taza con apio

1/2   taza con zanahoria picada finamente
1   taza con nueces picadas
1/2   taza con pasitas
1/2   taza con piñones
1 1/2 tazas con yoghurt espeso
1/2   taza con mayonesa
1   cda. de azúcar morena

Se revuelven: yoghurt, mayonesa y azúcar. Se agrega el apio, la manzana y la piña. Ya para servir se añade lo demás.

Sopa de yoghurt y champiñones

400 g de champiñones picados
1   taza con yoghurt
1   taza con leche entera o de soya
3/4 de litro de agua o la necesaria
2   cdas. de aceite de soya
2   cebollas medianas picadas
2   cda. de mantequilla
     sal y pimienta al gusto

Freír ligeramente la cebolla en la mantequilla. Mezclar todos los ingredientes y añadirlos a la cebolla, cocinar a fuego lento por 15 minutos. Su sopa está lista para servirla.

Soufflé de coliflor

1/2 litro de salsa blanca espesa (ver salsas)
2   coliflores grandes compactas y blancas
6   huevos
     sal y nuez moscada al gusto

Cocer la coliflor en poca agua. Hacer un puré. Mezclar con las yemas de huevo, la salsa blanca y sazonar con sal y nuez moscada. Dejar enfriar y agregar suavemente las claras batidas a punto de turrón. Poner en refractario engrasado con mantequilla y cocinar a horno precalentado por 20 minutos aproximadamente. Servir en seguida.

MENÚ No. 36
Ensalada de calabacitas
Crema de lentejas
Hongos guisados

Ensalada de calabacitas

3	tazas con calabacitas ralladas
1 1/2	tazas con jitomates grandes picados
1/2	cebolla picada finamente
1	taza de cilantro picado y desinfectado
2	aguacates rebanado
100	g de queso fresco desmoronado
	orégano al gusto
	sal al gusto

Mezclar todos los ingredientes y adornar con el aguacate y el queso.

Aderezo:

Ajo machacado, aceitunas picadas, jugo de limón y aceite de olivo. Revolver y dejar macerar. Bañar las verduras.

Crema de lenteja

8	tazas con agua
1	tazas con lentejas remojadas 12 horas
1/2	poro en rodajas
1	cdita. de ajo picado
3	cdas. de cebolla picada

1   bolillo en cuadritos y tostado
     orégano al gusto
     sal al gusto

Se cuecen las lentejas con el poro, se muelen y se cuelan. Sofreír ajo y cebolla, agregar las lentejas con su caldo.
Dejar hervir a fuego lento 10 minutos. Agregar el orégano
y servir con trocitos de pan tostado

Nota: se pueden sustituir làs lentejas por garbanzo,
frijol, habas, arroz, etcétera.

Hongos guisados

3/4   de kilo de champiñones o variados
3/4   de kilo de jitomate picado (sin piel)
2   brotes de bambú
1   piezas pimiento rojo morrón en rajitas
7   dientes de ajo picados
1   cebolla en rodajas
2   cdas. de harina integral
1   rama de epazote
       sal y pimienta al gusto
4   cdas. de aceite vegetal

Sofreír ajos, cebolla, broter de bambú, pimiento y hongos. Espolvorear el harina, la sal y pimienta, en seguida
añadir el jitomate y tapar, dejar sazonar 5 minutos agregar el epazote y apagar el fuego. Dejar reposar. Servir
caliente.

MENÚ No. 37
Ensalada de ejotes
Arroz a la mexicana
Verdolagas en salsa verde

Ensalada de ejotes

2   tazas con ejotes cocidos al dente y cortados en trocitos
1   cebolla cortada en lunitas
2   jitomates cortados en cuadros sin piel
1   pimiento morrón en rajitas
1/8 de taza con aceite de oliva
1   limón (su jugo)
1/2 cdita. de orégano
     sal y pimienta al gusto
    Mezclar todos los ingredientes juntos.

Arroz a la mexicana

2   tazas con arroz integral
3/4 de tazas con zanahoria en cuadritos
1   taza con chícharros pelados
3/4 de taza con perejil picado
1/2 taza con cilantro picado
2   jitomates
1/2 cebolla
5   dientes de ajo
3   chiles cuaresmeños en rajas
     o al gusto
4   cdas. de aceite
150 grs. de chorizo vegetariano
5   huevos cocidos (duros) rebanados
5   tazas con agua
     sal al gusto

Lavar el arroz, ponerlo a hervir con agua por 3 minutos. Enjuagar con agua fría. Escurrirlo. Se fríe a que dore y se le agrega el jitomate molido con la cebolla y el ajo colados. Agregar zanahoria, chícharos, cilantro, agua y el chorizo. Tapar y dejar cocer a fuego lento aproximadamente 45 minutos. Cuando ya casi está suave y seco, agregar el perejil, chiles cuaresmeños y los huevos. Dejar por 3 minutos y apagar.

Verdolagas en salsa verde

1	kilo verdolagas
1/2	kilo tomate verde
1/2	taza con cilantro
1	rama de epazote
1/2	cebolla
3	dientes de ajo
	chilitos verdes al gusto
3	cdas. de aceite
	sal al gusto

Las verdolagas se lavan y se limpian a que queden los tallitos tiernos con sus hojas. Se ponen a cocer en poco agua. Se hace la salsa moliendo los demás ingredientes. Freír hasta sazonar bien. Se agregan las verdolagas con el agua en que se cocieron. Hervir 10 minutos.

Nota: si gusta agregue todas las hierbas frescas y verdes que tengan a la mano.

MENÚ No. **38**
Ensalada con habas
Empanadas de verdura
Col a la jardinera

Ensalada con habas

1   taza con habas frescas cocidas
1   lechuga trozada con las manos
1   taza con alfalfa germinada
2   zanahorias ralladas
2   tallos apio rebanados finamente
1/2 taza de col o coliflor picadas
2   cdas. de ajonjolí
1   cda. de semillas de girasol

Aderezo:

Por cada 2 partes de jugo de limón ponga 1 parte de aceite de olivo o de cacahuate. Al gusto: cebolla, ajo, hierbas secas molidas y sal. Mezclar todos los ingredientes.

Empanada de verdura

200 g de champiñones picados
1   cebolla picada
2   manojos de espinacas picadas
1   huevo cocido (duro) picadito
     cominos, sal y aceite
     Sofreír ligeramente todos los ingredientes.

MASA.

1/4 de kilo de harina integral
1/4 de kilo de harina blanca
1   huevo

1   cdita. de bicarbonato
1   cdita. de mascabado
     sal y agua la necesaria

Amasar muy bien todos los ingredientes. Extender la masa. Cortar círculos (con un vaso) y rellenar, doblar y humedecer las orillas y oprimirlas con un tenedor. Hornear o freír.

Col a la jardinera

1   col mediana picada
3/4 de cebolla picada
3   jitomates picados sin piel
1   cda. de vinagre de manzana
1   cda. de azúcar mascabado
1/2 cdita. de raíz de jengibre pelado y rallado
2   cdas. de aceite
     sal al gusto
1   bolillo duro entero

En el aceite sofreír la cebolla, agregar la col y siga friendo, agregue los demás ingredientes menos el pan; revolver dejando sofreír todo junto. Coloque el pan sobre la col (evita gases y olor desagradable), tape el recipiente sin agregar agua y cocine a fuego muy lento por 10 minutos. Saque el pan y tírelo. Si desea gratinar. Vacíe en un recetario la col y encima cúbrala con queso al gusto y hornee a fuego moderado hasta que gratine.

MENÚ No. **39**
Ensalada de berenjena
Sopa de calabacitas
Gorditas de garbanzo

Ensalada de berenjena

6   berenjenas pequeñas
3   jitomates rebanados, sin piel
4   cdas. de albahaca fresca picadita
    pimienta negra recién molida

Aderezo:

2   cdas. de aceite de oliva
2   cdas. de vinagre de manzana
2   dientes de ajo machacados

Las berenjenas cortarlas a lo largo en rebanadas de un centímetro de ancho, barnizarlas con abundante aceite de olivo y asar en el comal hasta que estén tiernas. Mezclar el aderezo y dejarlo reposar. En un platón, colocar las berenjenas calientes, cubrirlas con jitomate espolvoreando la albahaca y pimienta y rociando con el aderezo. Repetir las capas hasta terminar. Cubra el platón con papel aluminio y refrigere toda la noche o más o menos 10-12 horas. Se sirve con pan árabe y yoghurt. Servir como entrada o puede llevarla para sus días de campo.

Sopa de calabacitas

6   tazas con agua
1/2   kilo de calabacitas
1/2   taza con poro
1/2   cdita. de ajo picado
4   cdas. de cebolla picada
3   cdas. de apio picado
2   cdas. de aceite

En el agua cocer el poro y las calabacitas. Dejar enfriar y moler. Sofreír ajo, cebolla y apio, agregar las calabacitas y dejar sazonar por 10 minutos.

Gorditas de garbanzo

1/4 kilo de masa de maíz
1/4 kilo de garbanzo cocido y molido
1/4 de cebolla
3   zanahorias ralladas
1   taza con natas de leche
100 g de queso chihuahua rallado
     sal al gusto

Se muele el garbanzo con la cebolla. Se revuelven todos los ingredientes y se hacen las gorditas. Se cuecen en el comal o si se prefiere se fríen. Sirva con una salsa picante.

Nota: Les puede agregar verduras a su gusto, orégano, semilla de cilantro molida, perejil, hongos, queso, etcétera.

MENÚ No. 40
Ceviche de okara
Sopa de elote
Croquetas de elote

Ceviche de okara

1 1/2 tazas con okara
1   taza con jitomate picado (sin piel)
1   taza con champiñones picados
1/2   taza con aceitunas picadas
1   taza con aguacates cortado en cuadros
3   tazas con chiles verdes picaditos
3   cdas. de cilantro picadito (desinfectado)
       algas marinas remojadas

jugo de limón al gusto
limones partidos
salsa catsup al gusto
galletas habaneras integrales

Se revuelven los ingredientes. Se ponen en medio de un platón y se les marina con la salsa catsup. Se colocan las galletas alrededor.

Sopa de elote

4   tazas con elote tierno, desgranado y molido, berros frescos y picados
6   tazas con agua o la necesaria
1/2 poro o cebolla
2   cdas. de mantequilla
1   rama de hierbabuena
6   ramas de berro
     sal al gusto

El elote se muele en parte del agua, se cuela y se vacía en el resto del agua hirviendo. Se sofríe el poro y se agrega al agua junto con una rama de hierbabuena. Sazonar con sal y dejar hervir a fuego lento por 15 minutos. Servir caliente. Adornar con los berros.

Croquetas de elote

6   elotes tiernos
3   cdas. de harina integral
2   huevos batidos para capear
1   cda. de pimentón dulce
     sal al gusto
     aceite suficiente para freír

Desgranar los elotes y molerlos muy bien y con poca agua. Mezclar todos los ingredientes. Tomar porciones con una cuchara y freír en aceite caliente. Estas croquetas se

pueden cocinar en el horno. Nota: si quiere puede servir-
las con zanahoria rallada en fino .

MENÚ No. 41
Ensalada de coliflor
Sopa de papa y poro
Calabacitas a la crema
Croquetas de papa

Ensalada de coliflor

1   coliflor tierna, compacta y blanca
1   cebolla grande cortada en lunitas
150 g de queso panela
1   cdita. de orégano pulverizado
5   cdas. de aceite de oliva
3   cdas. de jugo de limón
    sal o salsa de soya al gusto

Desflemar la cebolla en el limón. Cocer la mitad de
la coliflor y dejar la otra mitad en crudo. Dejar que enfríe
y cortar en pedazos, revolver con el aceite, cebolla y orégano. Adornar con el queso.

Sopa de papa y poro

3/4   de kilo de papas cortadas en cuarterones
1/2   poro rebanado
4   cdas. de cebolla picada
2   dientes de ajo picados
1   cda. de aceite vegetal
     sal al gusto

Cocer la papa y el poro juntos. Licuar. Sofreír el ajo y
la cebolla en el aceite. Juntar los dos ingredientes y dejar
hervir por 5 minutos. Servir con perejil picado.

Nota: la papa puede cortarla en Juliana y no licuarla.

Calabacitas a la crema

6   calabacitas rebanadas
1   taza con yoghurt natural o crema espesa y hierbas
       hierbas al gusto
5   cdas. de cebolla picada
2   dientes de ajo picados
       sal al gusto

Se cuecen las calabacitas al dente con muy poco agua con las hierbas. Se sofríen el ajo y la cebolla en la mantequilla. Se revuelve con la crema. Las calabacitas se colocan en un refractario y se bañan con la crema.

Nota: si se quiere se les pone queso encima y se ponen a gratinar en el horno.

Croquetas de papa

1   tazas con okara o gluten (opcional)
3   tazas con papas cocidas en puré
1/2   taza con perejil picado
2   huevos
1/2   cdita. de cominos molidos
       sal y pimienta al gusto
       pan molido el necesario
       aceite vegetal el necesario

El puré de papa se revuelve con las yemas de huevo, perejil, comino, sal y pimienta. Se agregan las claras de huevo batidas a punto de turrón con movimientos envolventes. Formar las croquetas y pasarlas en pan molido y freír en el aceite. Se acomodan en un platón y se acompañan con lechuga picada.

MENÚ No. 42
Ensalada de arroz
Sopa de ajo
Soufflé de acelgas

Ensalada de arroz

1   taza con arroz integral cocido (o del día anterior si
       sobró)
1/2   taza con lentejas germinadas
1   taza con jitomate picado (sin piel)
1/2   taza con jugo de jitomate
1/2   taza con apio picado
1   taza con lechuga picada
100   g de queso panela en cuadritos

   Mezclar todo. Bañar con el aderezo a su gusto (ver
aderezos)

Sopa de ajo

6   tazas con agua caliente o caldo de verduras
1   cabeza grande de ajo
3   cdas. de aceite vegetal
4   huevos ligeramente batidos
1   limón (su jugo)
1   bolillo integral cortado en
       cuadritos y tostado

   Se cuece la cabeza de ajo en el caldo. Se muele y se cuela. En el aceite se fríen 5 dientes de ajo picaditos, se agrega
el caldo de ajo y se deja hervir por 10 minutos, apagar y
agregar los huevos con sal y revolver bien. Servir con unas
gotas de limón y el pan tostado.

Soufflé de acelgas

600 g de acelgas
1   taza con salsa blanca
3   huevos
       nuez moscada al gusto
       sal al gusto

Cocer poquito las acelgas en 4 cdas. de agua. Escurrir. Hacerlas puré. Mezclar con la salsa blanca y yemas de huevo y sazonar con la nuez moscada y sal; agregar las claras a punto de turrón con movimientos suaves envolventes. En horno precalentado, hornear por 20 minutos. Servir inmediatamente.

Nota: Si lo desea sustituya las acelgas por espinaca u otra verdura de hoja.

Salsa blanca

1   cda. de mantequilla
1   cda. de maicena
1/4   de cda. de mostaza en polvo
1   cda. de crema natural o yoghurt
1/2   litro de leche
       sal y pimienta al gusto

Licuar: leche, crema, maicena, mostaza, sal y pimienta. Derretir la mantequilla y vaciar lo de la licuadora. Dejar hervir a fuego lento sin dejar de mover. Si está muy espeso se le agrega leche.

MENÚ No. 43
Ensalada mixta
Sopa de tortilla
Chiles rellenos de frijol y queso

Ensalada mixta

- chícharos cocidos al dente
- ejotes cocidos al dente
- calabacitas ralladas
- zanahorias ralladas
- betabeles rallados
- lechuga
- jitomate rebanado
- cebolla

Las cantidades al gusto. Se mezclan los ingredientes y se rocían con limón o vinagre de manzana, aceite de olivo, sal y orégano o el aderezo de su agrado.

Sopa de tortilla

10   tortillas cortadas en trozos y secas
3   jitomates molidos
4   cdas. de cebolla picada
1   cdita. de ajo picado
1   rama de epazote
4   tazas agua
100 g de queso rallado
     aceite suficiente para dorar la tortilla

Se dora la tortilla en el aceite y se escurre sobre una toalla de papel absorbente. Se sofríe el ajo, cebolla y jitomate. Se agrega el agua y el epazote. Se deja sazonar.

Ya para servir se le agrega la tortilla y se adorna con el queso. Si se quiere se sirve con chile pasilla frito y cortado en tiritas.

Chiles rellenos de frijol y queso

6   chiles poblanos asados y limpios
1   taza con frijol cocido y molido
1/2 cebolla picada
3   dientes de ajo picados
100 g de queso chihuahua rallado
100 g de queso panela rallado
2   cdas. de aceite

El frijol se refríe con el ajo y la cebolla en el aceite. Se rellenan los chiles con el frijol refrito y el queso

Salsa:

4   jitomates asados
1/2 cebolla
3   dientes de ajo
2   cdas. de aceite

Licuar jitomate, cebolla y ajo. Sofreír en el aceite. Bañar los chiles con esta salsa. Otra opción: Servir con guacamole y col.

MENÚ No. 44

Ensalada de piña y manzana
Sopa de zanahoria
Berenjena con trigo

Ensalada de piña y manzana

3   manzanas cortadas en cuadritos
1   piña chica y madura en cuadritos
1   yoghurt

1   cda. de mayonesa
1/4 de cda. de mostaza
     poquitas nueces
     sal al gusto
     Mezclar todos los ingredientes.

Sopa de zanahoria

6   zanahorias
1/2 poro
1/2 papa
3   cdas. de perejil y sal al gusto

Se lavan las zanahorias, la papa y el poro y se rebanan. En 5 tazas con agua se ponen a hervir a fuego lento por 10 minutos o hasta que estén a medio cocer, se le pone sal, se deja reposar hasta que entibia y se licuan. Se le da otro hervor y se sirve adornando con el perejil.

Berenjena con trigo

4   berenjenas medianas
2   jitomates picados
1   manojo de perejil picado
1   manojo de hierbabuena picada
1   cebolla picada
2   chilitos picados
3   dientes de ajo
1   taza con trigo grueso remojado y escurrido
3/4 de taza con garbanzo cocido
2   pizcas de canela
     sal al gusto

Salsa:

4   jitomates asados
1   cebolla chica
3   dientes de ajo

Las berenjenas lavadas se cortan a la mitad (a lo largo), se les quita la pulpa con una cuchara y todo se pone en agua fría con sal por media hora. Se sofríe la cebolla picada, el chilito, 2 jitomates, el trigo, el garbanzo y la pulpa de la berenjena, se sazonan con sal y la canela. Ya casi sazonado se añade el perejil y la hierbabuena. Se saca del fuego lento y con esta mezcla se rellenan las berenjenas. Se acomodan en una cacerola y se les vierte la salsa. Sazonar 15 minutos.

SALSA: se licua el jitomate asado, cebolla y ajo. Se cuela. Se sazona con 2 cucharadas de aceite.

MENÚ No. 45
Ensalada mixta
Alcachofas verano
Puré de garbanzo

Ensalada mixta

1	taza con lechuga orejona troceada
1	taza con lechuga sangría troceada
1	taza con lechuga romanita troceada
3	jitomates cortados en cuarterones
1	rama de apio picado
1	pepino rebanado
1	zanahoria rallada
1	jícama rallada o en cuadros

Mezclar las lechugas, zanahoria, jícama, apio y adornar con el jitomate y los pepinos. Sazonar con el aderezo a su gusto (vea aderezos).

Alcachofas verano

7   alcachofas cocidas
1/2   cebolla picadita
4   huevos cocidos (duros) desmenuzados
100   g de queso parmesano
1   taza con aderezo francés o de mostaza

Mezclar cebolla, huevos y queso. Acomodar las alcachofas en un platón; abrir las hojas y ponerle la mezcla anterior. Bañar con el aderezo (ver aderezos). Servir frío.

Puré de garbanzo (humus)

1   taza con garbanzo cocido
2   cdas. de pasta de ajonjolí (tahini)
2   limones (su jugo)
2   dientes de ajo
8   nueces (mitades)
       nueces para adornar
       sal al gusto

Se licuan todos los ingredientes con poquito caldo donde se cocieron los garbanzos (usar el resto para alguna sopa). Se adorna con paprika, aceite de olivo, nueces y perejil chino.

MENÚ No. 46

Ensalada pansanela
Sopa de ajo
Soufflé de verdolagas

Ensalada pansanela

3   jitomates cortados en cuadros
10   aceitunas picadas
1/2   cebolla en lunitas

2   dientes de ajo picadito
4   ramas de albahaca fresca picada
1   pan tostado cortado en cubos
2   cdas. de vinagre de manzana
4   cdas. de aceite de olivo
    sal al gusto
    Mezclar todos los ingredientes.

Sopa de ajo

1 1/4   de litro de agua o caldo de verduras
1   cabeza de ajo mediana
10   dientes de ajo
1/2   cebolla mediana
3   ramas de perejil
3   ramas de hierbabuena
3   ramas de epazote
2   huevos batidos ligeramente
4   bolillos fríos rebanados y tostados
3   jitomates asados, molidos y colados
100   g de queso añejo rallado (opcional)
        sal al gusto
4   cdas. de aceite
1   chile chipotle (opcional)

En el agua poner a cocer las hierbas, la cabeza de ajo entera y la cebolla a fuego lento. Los dientes de ajo ligeramente machacados, freírlos en el aceite. Licuar el ajo y la cebolla cocidos (antes de licuar sacar las hierbas y tirarlas) con el jitomate. Colar. Agregar a los dientes de ajo sofritos, dejar sazonar bien, agregar el caldo y dejar hervir todo 3 minutos. Agregar el huevo batido poco a poco sin dejar de mover rápidamente. Dejar hervir a fuego lento por 3 minutos más. Dejar reposar. Servir con el pan y el queso.

Soufflé de verdolagas

5   tazas con verdolagas lavadas, limpias y picadas
1/2   cebolla picada
4   cdas. de cilantro picado
4   cdas. de perejil picado
3   chiles serranos picados
3   huevos
1   taza de salsa blanca (ver salsas)

En poca agua se cuecen las verdolagas, cebolla, cilantro y chile. Se cuelan y se dejan enfriar. A la salsa blanca se le añaden las yemas. Se juntan las verduras y perejil con la salsa blanca. Las claras batidas a punto de turrón se agregan con movimientos envolventes. Se mete al horno precalentado a 175° C.

MENÚ No. 47

Ensalada de apio y manzana
Sopa de calabacita
Picadillo de soya

Ensalada de apio y manzana

4   manzanas rojas en rebanadas
2   apios en rebanadas
2   cdas. de ajonjolí tostado
    sal al gusto
    salsa vinagreta (ver salsas)

Las manzanas refrescarlas 15 minutos en agua con unos gotas de limón para evitar que se oxiden. Escurrir. Mezclar todos los ingredientes en una ensaladera rociar el aderezo y espolvorear con el ajonjolí.

Sopa de calabacitas

8	tazas con agua
2	cdas. de avena
1/2	kg de calabacitas rebanadas
1/2	taza con poro rebanado
4	cdas. de cebolla picada
1/2	cdita. de ajo picado
1	cda. de apio picado
3	cda. de aceite vegetal
	sal al gusto

Se cuecen las calabacitas con el poro al dente se apaga y se agrega la avena. Se deja reposar hasta que esté fría. Se licuan. Se acitrona el ajo y la cebolla junto con el apio y se agrega a las calabacitas. Se deja hervir a fuego lento por 10 minutos.

Picadillo de soya

1	taza con carne de soya texturizada para picadillo
2	tazas con zanahorias ralladas
1	taza con chayotes rallados
2	tazas con col finamente rebanada
1	taza con calabacitas ralladas
1/4	de taza con pasitas sin semilla
1/4	de taza con almendras remojadas, peladas y picadas
1/2	taza con acitrón cortado en cuadritos
1/2	taza con aceitunas o al gusto
1/4	de taza con alcaparras picadas
2	pimiento morrón picaditos
1	cebolla picada finamente
3	dientes de ajo picados finamente
3	jitomates picados finamente
1/2	taza con jugo de naranja
1/2	cdita. de cominos molidos

3 chilitos piquín dorados
  sal, ajo en polvo y pimienta
  aceite el necesario

En suficiente agua se hierven hierbas de olor y/o todas las hierbas que tenga en casa por 10 minutos. Se sacan y ahí se remoja la soya hasta que esté hidratada. Se escurre muy bien. Se fríe en el aceite a que esté dorada, se añaden la cebolla, ajo y jitomate. Se deja sazonar 5 minutos y se agregan las pasitas, aceitunas, almendras, verduras y demás ingredientes. Se deja sazonar por 10 minutos más y se sirve caliente. Si se quiere se adorna con rajas de aguacate.

MENÚ No. 48
Ensalada mixta
Sopa de chícharos
Entomatadas

Ensalada mixta

1/2 taza con lechuga orejona
1/2 taza con apio picado
1 pepino picado
2 zanahorias ralladas
1 betabel rallado
2 rabanitos en rodajas
0.25 g de coco rallado fresco o nueces en lugar del coco
  aceite de olivo
  jugo de limón

Colocar las verduras en un platón, pero en forma agradable a la vista. Se rocía con aderezo de aceite y limón y se adorna con el coco.

Sopa de chícharos

1   un puñado de chícharos por persona
2   jitomates
1/2   cebolla o poro
3   dientes de ajo
2   chiles serranos
1/2   manojo de cilantro
1   taza con agua por persona

Cocer los chícharos a fuego lento. Licuar los demás ingredientes con unos chícharos. Sofría en aceite y agregue el resto de los chícharos con el agua en que se cocieron. Deje hervir a fuego lento por 4 minutos

Entomatadas

12   tortillas o al gusto
6   jitomates
3   dientes de ajo
1/4   de cebolla
1   cebolla en rodajas
200   g de queso fresco
1   taza con yoghurt o jocoque
      aceite suficiente para freír
      sal y pimienta

Se muele el jitomate en crudo con el cuarto de cebolla y el ajo. Se fríe en dos cucharadas de aceite y se sazona con sal y pimienta. Las tortillas sólo se les da una pasada por el aceite caliente. Se meten una por una en la salsa de jitomate, se doblan o se hacen taquitos (si se quiere se rellenan con queso). Se sirven adornadas con el yoghurt, el queso y las rodajas de cebolla (si se prefiere con rodajas de rábanos).

MENÚ No. 49
Ensalada de lentejas germinadas
Sopa de calabaza
Rajas con queso

Ensalada de lentejas germinadas

1 taza con lentejas germinadas (ver germinados)
1 taza con cilantro picado
4 cdas. de perejil picado
5 cdas. de apio picado finamente
1 cebolla picada finamente
2 jitomates picados finamente
3 aguacates rebanados
aceite de olivo
jugo de limón al gusto
salsa de soya al gusto
sal al gusto
Mezclar todos los ingredientes

Sopa de flor de calabaza

3/4 k de flor de calabaza
4 jitomates
1/2 cebolla
2 dientes ajo
1/2 poro
100 g de queso Chihuahua desmoronado
tortillas cortadas en tiritas y fritas
1 1/2 litros de agua

Se licua y se cuela el ajo, cebolla, poro, jitomate y se sofríe. Se agrega el agua y cuando suelta el hervor se añade la flor de calabaza. Se sazona hirviendo por 10 minutos. Se sirve con el queso y las tortillas.

Rajas con queso

6	chiles poblanos
1 1/2	cebolla en rebanadas delgadas
150	g de queso Oaxaca
150	g de queso chihuahua
1	yoghurt natural o natas
	aceite
	sal al gusto

Asar los chiles, sudarlos en trapo húmedo, pelarlos y desvenarlos. Cortarlos en rajas. En el aceite acitronar la cebolla y rajas juntos. Agregar el yoghurt y el queso. Sazonar con sal al gusto.

MENÚ No. 50

Ensalada de ejotes
Sopa de acelgas
Croquetas de trigo

Ensalada de ejotes

2	tazas con ejotes cocidos al dente
1	taza con jitomates picados
1/2	taza con cebolla morada cortada estilo juliana (lunitas)
1	chile jalapeño picado
1	diente de ajo picado

Aderezo:

1	limón (su jugo)
1	naranja (su jugo)
1/4	de cdita. de cominos molidos
1/4	de cdita. de semilla de cilantro molida
1/4	de taza con aceite de olivo
	sal al gusto

Los ejotes se cortan en trocitos, se mezclan con el resto de los ingredientes. Se sazonan con el aderezo.

Sopa de acelgas

1/2   kilo de acelgas
1/2   taza con crema de trigo (sémola)
1/2   taza con poro picado
4   cdas. de cebolla picada
2   cditas. de ajo picado
4   cdas. de aceite
6   tazas de agua o la necesaria

Se cuece el poro en 2 tazas de agua por 20 minutos. Se añaden las acelgas lavadas y molidas en crudo con el resto del agua. Se dora en el aceite la sémola, cebolla y ajo y se le agrega el caldo de las acelga. Hervir 10 minutos a fuego lento.

Nota: En lugar de acelgas se pueden sustituir por quintoniles o malva.

Croquetas de trigo

3   tazas con trigo
1   tazas con requesón
1   pimiento morrón picado
4   cdas. de cebolla picada
4   cdas. de zanahoria rallada
2   cdas. de apio picado
3   cdas. de perejil picado
3   cdas. de cilantro picado
2   cdas. de salsa de soya
2   cdas. de germen de trigo
2   huevos
      aceite
      sal al gusto

El trigo se lava y se remoja por 12 horas y se cuece en la misma agua del remojo hasta que reviente (el agua en que se cuece se utiliza para la sopa). Se muele el trigo estando caliente con los huevos. Se mezclan todos los ingredientes. Se hacen las croquetas y se fríen en aceite caliente.

Nota: También se sirven con ensalada de jitomate, etcétera.

MENÚ No. 51
Ensalada de papa y apio
Soufflé 3 colores
Croquetas de papa cruda

Ensalada de papa y apio

1 kilo de papa cocida y cortada en cuadritos
3/4 de taza con apio picado finamente
1 pieza de cebolla picada finamente
4 cdas. de mayonesa
1 cdita. de orégano
6 hojas de lechuga romanita
2 jitomates rebanados
   aceitunas al gusto

Mezclar papa, apio cebolla, orégano y mayonesa. Servir en las hojas de lechuga y adornar con el jitomate y las aceitunas. Aderezo al gusto.

Aderezo mixto

1 1/2 tazas con yoghurt natural
1 1/2 cdas. de hierbabuena pulverizada
1 pepino pelado y rallado
   sal y pimienta al gusto
Mezclar y dejar reposar 20 minutos.

Soufflé 3 colores

1/2   kilo de acelgas o espinacas picadas
1/2   kilo de zanahorias ralladas
1/2   poro picado
9   piezas huevos
100   g de mantequilla

Se sancochan por separado las verduras en mantequilla. Con cebolla, si gusta. Se baten 3 huevos y se agregan las acelgas. Se baten 3 huevos y se agrega las zanahorias. Se baten 3 huevos y se agrega el poro. En un refractario engrasado se acomodan los tres colores por separado. En horno precalentado se hornean por 30 minutos a temperatura media.

Nota: Las claras se baten a punto de turrón.

Croquetas de papa cruda

3   papas ralladas en crudo
2   huevos batidos ligeramente
1/4   de cdita. de canela en polvo
1/2   cebolla picada
      sal al gusto
      aceite necesario para freír

Las papas ya ralladas con cáscara se lavan y se escurren muy bien. Se agregan los demás ingredientes. Las claras se baten a punto de turrón y se agregan las yemas y los demás ingredientes con suaves movimientos envolventes. Con una cuchara, se toman pociones de la mezcla y se dejan caer en la sartén con aceite caliente para que se frían. Poner sobre una toalla de papel para que se escurra el exceso de aceite.

Nota: En lugar de la canela, se puede poner queso Chihuahua.

MENÚ No. 52
Ensalada de espinacas
Sopa de frijol
Tzotobilchay

Ensalada de espinacas

- hojas tiernas de espinacas
- cebolla picada
- aguacate
- perejil

Las cantidades de ingredientes al gusto

Se desinfectan perfectamente las espinacas y se pican. Se mezclan con los demás ingredientes. Se aderezan con limón, aceite de oliva y sal, o el aderezo a su gusto.

Sopa de frijol

2   tazas con frijol cocido
1   jitomate asado
1   chile serrano
1/2 cebolla picadita
1   taza con queso cottage o requesón
4   cdas. de aceite
4   cdas. de cilantro picado
     sal al gusto
5   tortillas cortadas en tiritas secas y fritas (totopos)

Moler el jitomate, un trocito de cebolla y el chilito. Colar. Sofreír en el aceite. Moler los frijoles y colarlos sobre la salsa y agregarle el caldo de frijol donde se cocieron. Dejar sazonar a fuego lento por 15 minutos. Servir con el queso, cebolla picada, cilantro y totopos.

Tzotobilchay

1 kilo de masa de maíz
1/2 kilo de hojas de chaya picadas
1/2 litro de aceite vegetal
 sal al gusto
6 huevos cocidos y picados
200 g de pepita molida
1 cebolla
4 jitomates asados
 chile al gusto
 hojas de plátano

Licuar el jitomate, la cebolla y el chilito. Colar. Sofreír en 2 cucharadas de aceite. Sazonar con sal. Revolver la masa, el aceite, sal y la chaya lavada. Amasar bien. Se extiende en la hoja de plátano un poco de esta masa, se le espolvorea pepita molida, un poco de huevo y se rocía con salsa. Se envuelve la masa en la hoja de plátano y se aprieta bien. Se cuecen a vapor. Se puede hacer en un rollo o varios pequeños (como los tamales). Al servirse se rebana y a cada rebanada se le espolvorea más pepita y salsa.

Nota: cuando use harina de maíz, muela un trozo de cebolla en poca agua caliente con sal, le dará mejor sabor a su masa. Para soasar las hojas de plátano, se pasan ligera y rápidamente por la lumbre sólo de un lado y se cortan al tamaño que se quiera.

MENÚ No. 53
Ensalada de berenjena
Gaspacho
Chiles rellenos de carne de soya

Ensalada de berenjena

2   berenjenas
1/2   cebolla picada
2   jitomates picados (sin piel)
1   pimiento verde picado
3   huevos cocidos rebanados
4   cdas. de salsa de soya
2   cdas. de aceite de olivo
      sal y pimienta al gusto

Las berenjenas se cortan en cuarterones y se cuecen en poco agua y con el aceite. Se pelan y se machacan. Mezclar con todos los ingredientes y adornar con el huevo rebanado o picado.

Nota: Este platillo también se sirve como guarnición, si así se desea.

Gaspacho

1   kilo de jitomate sin semillas ni piel
2   pepinos cortados en cuadritos
2   aguacates cortados en cuadritos
2   cdas. de salsa tabasco
1   pizca azúcar mascabado
      aceite de olivo al gusto
      sal y pimienta al gusto
      vinagre de manzana al gusto

Los jitomates se licuan en crudo. Colar. Sazonar al gusto y agregar los demás ingredientes. Servir bien fría y acompañar con galletas habaneras integrales.

Chiles rellenos con carne de soya

8   chiles poblanos asados y limpios
2   tazas con soya texturizada (ya preparada) o gluten
    de trigo picado
1   taza con mayonesa
3   cditas. de mostaza
1   cebolla grande rebanada
4   dientes de ajo picados
1/4 de taza con aceite de olivo
3   cdas. de jugo de limón
    sal al gusto
    hierbas de olor

Sofreír en poco aceite la carne vegetal (soya) a que quede doradita; agregar la mayonesa y la mostaza, y con esta mezcla rellenar los chiles. Poner al fuego el cuarto de taza de aceite y acitronar el ajo y la cebolla, agregar el limón, hierbas de olor y la sal. Tapar. Dejar reposar 15 minutos. Acomode los chiles en un platón y rocíelos con esto. Métalos al refrigerador hasta la hora se servirlos.

MENÚ No. **54**

Ensalada árabe
Sopa de hongos
Chayotes al honor

Ensalada árabe

1   jitomate picado finamente
1/2 cebolla picada finamente
1   diente de ajo picados finamente
3   ramas de perejil picados finamente
2   ramas de hierbabuena picados finamente
1   pepino picado finamente

1   chile verde picado finamente
2   limones (su jugo)
4   cdas. de aceite de olivo
     sal al gusto

Se mezclan todos los ingredientes. Queda un poco aguadita. Nota: Si se quiere, agregar 1/2 taza de garbanzo cocido.

Sopa de hongos

1   kilo de hongos (variados) lavados y picaditos
5   dientes de ajo bien picados
1/2 cebolla picadita
1   rama de epazote
6   tazas agua la necesaria
     sal y pimienta al gusto

Se sofríen el ajo y la cebolla en aceite, se agregan los hongos sólo dándoles una pasadita. Se agrega el agua, sal y pimienta. Cuando hierve se añade el epazote. Si desea un toque picosito agréguele chipotle .
Nota: Esta sopa sabe mejor al día siguiente, recalentada.

Chayotes al horno

4   chayotes medianos
2   jitomates picados
1   cebolla picada
1   diente de ajo picado
2   elotes tiernos desgranados
200 g de queso Chihuahua
3   cdas. de yoghurt o jocoque
3   cdas. de mantequilla

Cocer los chayotes enteros y con cáscara. Dejarlos enfriar. Partir los chayotes a la mitad a lo largo y sacarles parte de la pulpa con una cuchara y machacarla añadiendo jocoque. Por separado cocer el elote. Sofreír ajo, cebolla, jitomate y elote. Mezclar esto con la pulpa y rellenar el hueco de los chayotes. Encima ponerles el queso y mantequilla. Acomodar en un refractario y hornear a que gratinen.

MENÚ No. 55

Ensalada italiana
Pozole con champiñones
Panquecitos de maíz

Ensalada italiana

1 lechuga orejona picada
1 manojo de espinaca picada
2 ramas de apio picadas
3 jitomates picadas
1 cebolla picada
2 aguacates picados

Aderezo

1 limón (su jugo)
1 naranja (su jugo)
1 toronja (su jugo)
4 cdas. de aceite de olivo o al gusto
    orégano al gusto
    sal al gusto
   Mezclar todo y aderezar

Pozole con champiñones

1/2   kilo de maíz pozolero cocido
3/4   de kilo de champiñones y/o setas rebanados
2   chiles guajillos desvenados y hervidos con cebolla.
1   chile pasilla (igual)
3   jitomates asados
3   dientes de ajo

1/2   cebolla chica
       sal al gusto

Preparar la salsa: licuar los chiles, jitomates, cebolla y ajo con el caldo del maíz. Colar. Sazonar en aceite y agregar un poco de orégano. Cocer el maíz otro poco con agua a que lo cubra bien; ya cocido agregar la salsa y dejar sazonar 10 minutos. Agregar los champiñones y dejar hervir por 5 minutos más. Servir adornando con:

- cebolla finamente picada
- rabanitos en rueditas
- lechuga picada
- orégano
- limón al gusto.

Panquecitos de maíz

1 1/4   de taza con harina integral
3/4   de taza con harina de maíz
1   taza con leche
1/2   taza con pasitas
1/3   de taza con aceite o mantequilla derretida
3   cditas. de polvo para hornear
1/2   cdita. de sal
4   cdas. de miel de abeja o al gusto
3   huevos

Horno precalentado a 200° C. Se ciernen los ingredientes secos. Licuar los ingredientes líquidos. Se mezclan los dos ingredientes. Se agregan las pasitas enharinadas. En moldecitos engrasados y enharinados se coloca la masa, usando una cuchara. Se hornean los panquecitos por 15 minutos.

MENÚ No. 56
Ensalada César
Lasaña vegetariana
Carne de soya con xoconoxtle

Ensalada César

1	lechuga orejona o romanita desinfectada y seca
1	chalote o cebolla morada
2	dientes de ajo machacados y picados
1	cda. de mostaza fuerte
1	cda. de perejil fresco picado
3	cdas. de vinagre de manzana
1/2	taza con aceite de olivo
1	yema de huevo
1/4	de queso parmesano
	limón (su jugo)
	sal y pimienta al gusto
	croutones caseros al ajo

Mezclar bien en un tazón ajo, cebolla, mostaza y perejil. Agregar el vinagre y la yema, revolver bien. Añadir el aceite en un hilo constante mientras se mezcla con el batidor, añadiendo unas gotas de limón. La salsa debe espesar. Rasgue la lechuga en trozos grandes y acomódelas en una ensaladera. Agregue los croutones, vierta la vinagreta revolviendo. Espolvoree con el queso y sirva de inmediato.

Lasaña vegetariana

1/2	kilo de lasaña pasta
3	cdas. de mantequilla
1	cebolla picada
2	zanahorias en cuadritos

1/2 coliflor picada

1 pimiento verde picado

1 calabacita en cuadritos

2 jitomates picados sin piel

250 g de champiñones picados

1/2 cda. de cáscara de limón rallado

1/4 de cdita. de nuez moscada

1/2 cdita. de clavo molido

1/2 cdita. de orégano

1/4 de cdita. de tomillo

1 taza con queso gruyer rallado

1 taza con queso mosarela rallado

4 taza con salsa blanca ligera (ver salsas)

sal y pimienta al gusto

Horno precalentado a 190° C o 375° F. En una cacerola ancha con agua hirviendo, salada y con un chorrito de aceite cocinar la pasta hasta que esté al dente. Escurra la pasta y acomode las tiras. Sofría en la mantequilla muy bien la cebolla agregue la zanahoria, deje cocinar 3 minutos. Agregue las demás verduras y al final jitomate champiñones y especias, cocine 4 minutos. Tape y apague el fuego lento. Acomode la primera capa de pasta en un refractario engrasado, sobre ésta una capa de las verduras, una de queso y una de salsa blanca. Repita hasta terminar en pasta. Agregue salsa y cubra con queso. Hornee 30 minutos.

Nota: Se puede recalentar en horno sin perder su sabor.

Carne de soya con xoconoxtle

1/4 de kilo de carne vegetal de soya

2 xoconoxtles

1 cebolla

2   dientes de ajo
4   cdas. de aceite
1   chile serrano
1   taza con caldo de verduras o la necesaria
     hierbas de olor

La soya ya remojada cocerla con 3/4 de cebolla y las hierbas de olor. Escurrir bien y fríala en aceite hasta que esté dorada. Pelar el xoconoxtle y sacar la semilla del centro. Licuar ajo, cebolla, xoconoxtle y chile con el caldo. Sofreír en aceite esta salsa y se le agrega la carne. Sazonar con sal y dejar reposar.

MENÚ No. 57
Ensalada de betabel
Arroz verde
Calabacitas rellenas

Ensalada de betabel

2   tazas con betabel crudo rallado fino o cocido
     cortado en cuadritos
2   cditas. de cebolla picada finamente
1/4 de taza con yoghurt o crema agria
1   cda. de jugo de limón
1   cda. de aceite de olivo
     coco fresco rallado
     sal al gusto

Se incorporan todos los ingredientes y se adorna con el coco fresco.

Arroz verde

1	taza con arroz integral
3	tazas con agua
4	chiles poblanos asados y limpios
2	elotes desgranados
2	ramas de epazote
1/4	de cebolla picada
4	dientes de ajo
4	cdas. de aceite
	sal al gusto

El arroz se lava bien. En agua se le da un hervor de 3 minutos. Se enjuaga con agua fría. Se escurre. El arroz se fríe con el elote a que acitrone. La mitad de los chiles se muele con ajo en poca agua. La otra mitad se corta en rajas y se fríen. Se juntan todos los ingredientes, se tapa y se deja cocer a fuego lento por 45 minutos aproximadamente. Servir con el queso y yoghurt.

Calabacitas rellenas

7	calabacitas redondas
5	zanahorias ralladas o huitlacoche
1/4	de taza con cilantro picado
1/2	cebolla picada
1/2	taza con nueces en trozo
1/2	taza con leche
1/2	taza con queso chihuahua o fresco
1	yoghurt natural
1	cda. de ajo picado
1	cda. de harina integral
4	cda. de aceite
	sal al gusto

Las calabacitas quitarles la tapita y ahuecarlas con una cucharita. Sofreír ajo, cebolla, zanahoria, cilantro y lo que sacó de las calabacitas. Sazonar y tapar, dejar cocer por 5 minutos. Mezclar el queso y rellenar las calabacitas con esto.

MENÚ No. 58
Ensalada mixta
Sopa de lentejas germinadas
Soufflé de berenjena

Ensalada mixta

1/2   lechuga desinfectada y trozada con las manos
2-3   jitomates en rodajas
1   pepino en rodajas
2   zanahorias ralladas, limón, aceite de oliva y sal o el aderezo al gusto (ver aderezos)

Se acomoda graciosamente todo en una ensaladera y se adereza.

Sopa de lentejas germinadas

2   tazas de lentejas germinadas
3   jitomates
1/2   poro picado
1/4   de cebolla
2   dientes de ajo
6   tazas con agua o la necesaria
       hierbas de olor

Se licuan el jitomate asado, cebolla y ajo. Se cuela. Se sazona en poco aceite y se agregan las lentejas, el poro, el agua y las hierbas de olor. Dejar hervir a fuego lento por 15 o 20 minutos o hasta que las lentejas estén cocidas.
Nota: Si lo desea agregue verduras al gusto.

Soufflé de berenjena

4   berenjenas medianas
1   taza con arroz integral cocido
4   jitomates
1/2   cebolla
3   dientes de ajo
1   pimiento morrón picado
5   cdas. de perejil picado
200 g de queso Chihuahua rallado
100 g de queso fresco panela rallado
2   yoghurt

Las berenjenas se cortan en rodajas y se dejan reposar en agua fría con sal 1 hora. Licuar: jitomate, cebolla y ajo. Colar. Sofreír en poco aceite. Agregar la sal, pimiento y perejil. Dejar sazonar. En un refractario engrasado con mantequilla colocar en capas: berenjena, arroz, salsa de jitomate y queso, así hasta terminar con berenjena, salsa, queso y yoghurt al gusto. Hornear hasta gratinar. Aproximadamente de 20 a 30 minutos.

MENÚ No. **59**
Ensalada de espinacas
Crema de zanahoria
Crepas con huitlacoche

Ensalada de espinacas

3   tazas con espinacas picadas o al gusto
1 1/2 tazas con palmitos rebanados
1   taza con champiñones rebanados
1/2   taza con chalotes (híbrido de cebolla y ajo), o
      cebolla morada.
1/4   kilo de jitomate cereza
4   piezas de pan de caja cortado en cuadritos

Desinfectar las verduras. Colocarlas en un platón de forma agradable y sazonar con el aderezo vinagreta de su gusto (ver aderezos). Adornar con croutones (el pan tostado o si prefiere freírlo en aceite de olivo o mantequilla).

Crema de zanahoria

7   zanahorias rebanadas
1   taza poro rebanado
1   papa chica
1/2 taza con apio
1/2 taza con perejil picado
2   huevos cocidos
50   g de mantequilla
     sal al gusto

Poner a cocer zanahorias, poro y apio. Licuar en el agua en que se cocieron, junto con las yemas de huevo. Sofreír en la mantequilla y agregar suficiente agua para que quede ligeramente espesa. Sazonar con sal y dejar hervir por 5 minutos. Agregar el apio y dejar 1 minuto más. Servir con las claras de huevo picadas y el perejil.

Crepas de huitlacoche

Crepas:
1   taza con harina integral
3   cdas. de aceite de olivo o mantequilla
1   huevo entero
1/2 cdita. de sal
1   pizca de azúcar
1   taza con leche o la necesaria.

Licuar los ingredientes hasta obtener un atole flojo. Verter un poco de la mezcla (3 cdas.), en una sartén caliente y ligeramente engrasada. Mover la sartén para que se cubra todo el fondo. Cocer de los 2 lados. Salen 20 crepas.

Relleno

1   kilo huitlacoche en trocitos
1   elote tierno desgranado y cocido
1   cebolla finamente picada
3   dientes de ajo machacados y picados
4   ramas de epazote picado o al gusto
2   chiles serranos o al gusto
250   g de queso manchego o Chihuahua
1   taza con crema lincott o yoghurt natural
      sal al gusto

Sofreír bien ajo y cebolla, agregar el chile y los huitlacoches, elote, epazote y sal. Tapar y cocinar a fuego lento hasta que seque el jugo.

Salsa

9   chiles poblanos asados y limpios
1   trozo de cebolla
1   diente de ajo
3/4   de taza con leche de vaca o soya
50   g de mantequilla

Licuar todos los ingredientes y sofreír en la mantequilla. Dejar sazonar. Rellenar las crepas con el huitlacoche y enrollarlas y acomodarlas en un refractario engrasado. Bañar con la salsa y poner encima crema y queso rallado. Hornear a que gratine.

MENÚ No. 60
Ensalada mixta
Crema de cebolla
Bacalao vegetariano

Ensalada mixta

1　lechuga romanita
2　jitomate rebanados
2　ramas de apio rebanadas
2　aguacates en rajas

Troza con las manos la lechuga y desinfectar. Acomodar graciosamente las verduras en un platón y aderezar al gusto (ver aderezos).

Crema de cebolla

2　cebollas cortadas en gajitos
1　litro de caldo de verdura o agua o el necesario
1/4　de kilo de queso Oaxaca o Chihuahua rallado
100　g de mantequilla
　　sal al gusto

En la mantequilla acitronar la cebolla. Al estar transparente, licuar dos terceras partes de ésta en el caldo. Vaciar esto en la cebolla restante, sazonar con sal, y dejar a que dé un hervor, si es necesario agregar caldo. Se sirve bien caliente sobre el queso que deberá estar en el fondo del plato.

Bacalao vegetariano

1/2　kilo de soya texturizada (carne vegetal). Ya preparada.
10　dientes de ajo machacados
3　cebollas picadas
2　kilos de jitomate de bola picado (sin piel).

1   manojo de perejil picadito
1   lata de pimientos morrones
1   lata de chiles largos
1   frasco de aceitunas
1   frasco de alcaparras
1   bolillo frito
1/2 taza con aceite de olivo
     sal al gusto

En el aceite se fríen los ajos. Ya dorados, se sacan. Se fríe en ese aceite la cebolla y el jitomate a que sazone bien y la soya texturizada ya preparada . Licuar los ajos, pimiento y bolillo y agregar a la soya. Dejar sazonar por 30 minutos a fuego lento. Agregar las aceitunas, alcaparras y perejil. Dejar reposar. Se sirve con los chiles largos. Es delicioso.

Salsas y aderezos

VINAGRETA ELIANNE: 3/4 taza con aceite de oliva virgen. 1/8 de taza con vinagre de manzana. 1/8 de taza de salsa de soya. 3 dientes de ajo machacados y picados. Al gusto: Cebolla en lunitas, perejil picado, salsa inglesa y salsa maggi.

Mezclar y dejar macerar. Es una vinagreta deliciosa. En el refrigerador se conserva semanas. Si gusta agregue aceitunas finamente picadas.

VINAGRETA: 3/4 taza aceite olivo. 1/8 vinagre de manzana y jugo de limón. 1 diente de ajo picadito. 1/2 cda. de mostaza, 2 de perejil picado, 1 de hierbabuena picada, 1/2 de tomillo y 1 de azúcar morena. Sal y pimienta. Mezclar los ingredientes en frasco de cristal, tapar y agitar muy bien hasta que esté todo mezclado. Servir.

VINAGRETA ESPAÑOLA : 2 cdas. de vinagre de manzana, 6 de aceite olivo, 3 de salsa de soya, 1 de alcaparras picadas, 1/2 de tomillo, laurel y mejorana molidos, 1 de perejil picado, 1/2 de pimiento morrón picado, 1 huevo cocido picadito, sal y pimienta al gusto.

Mezclar los ingredientes.

SALSA BLANCA DE AVENA: 1/2 taza de avena. 2 cdas. de mantequilla. 1/2 cebolla finamente picada. 1 taza con leche. 1 pizca de nuez moscada. Sal al gusto.

Licuar en seco la avena. En la mantequilla acitronar la cebolla, agregar la avena y añadir la leche poco a poco. Sazonar y dejar cocinar 2 minutos.

SALSA BLANCA LIGERA: 2 tazas con leche caliente. 2 cdas. de mantequilla y 2 de harina. Sal y pimienta blanca al gusto. (Añadir queso cheddar, queso mozarela rallado y nuez moscada)

Cocine por 2 minutos el harina en la mantequilla, incorpore lentamente la leche sin dejar de revolver. Sazone y deje hervir por 10 minutos a fuego lento sin dejar de mover.

SALSA BECHAMEL (salsa blanca básica): 10 cdas. de mantequilla derretida. 10 cdas. de harina. 5 tazas de leche. Sal y nuez moscada.

Disolver en una taza de leche la harina y la mantequilla. Poner en la lumbre a fuego lento; verter la leche restante poco a poco sin dejar de mover. Sazonar con la sal y nuez moscada y dejar hervir 3 minutos.

Nota: Variantes: Cuando está caliente la salsa bechamel agregar 1/2 taza de queso parmesano y dejar en la lumbre 2 minutos más. Si desea agregue setas.

SALSA TARTARA: 1 cda. de mostaza. 3 pepinillos finamente picados. 1 cdita. de cebollinos picaditos. 1 cda. de perejil picado, 2 de alcaparras picadas. 2 cditas. de jugo de limón. 4 huevos cocidos (duros) picaditos. Unas gotas de salsa tabasco. Sal y pimienta.

Mezcle todos los ingredientes y refrigere hasta que la use.

SALSA CATSUP: 1 litro de puré de tomate. 1/4 de kilo de cebolla finamente picada. 1 cda de mostaza, 1 de sal, 1 de pimienta. 1/2 cdita. de clavo molido. 1 pizca de pimienta de cayena. 1 raja de canela. 1/2 taza con vinagre de manzana. 4 dientes de ajo. 2 hojas de laurel. 100 g de azúcar morena. 1 pizca color vegetal rojo (opcional).

Para el puré: lave y corte en pedazos los jitomates, cuézalos hasta que estén suaves; cuélelos en una coladera y después en una manta de cielo.

Mezcle los ingredientes y deje hervir a fuego muy lento por 1/2 hora sin dejar de mover de vez en cuando. Guárdelo en frascos esterilizados y séllelos con un corcho y cera.

SALSA DE LENTEJAS: 3/4 de taza con lenteja germinada. 1/4 de taza de cebolla en cuarterones. 1/4 de taza de puré jitomate. 1 diente de ajo machacado y picado. 2 cdas. de jugo de limón, 5 de salsa de tomate verde. 1 cdita. de comino molido. 1 cdita. de chile piquín. 1/2 cdita. de sal marina

Cueza las lentejas el ajo, cebolla. Cuele. Guarde el caldo para otros platillos.

Licuar todos los ingredientes. Ponga en el refrigerador hasta que espese. Es deliciosa

NOTA: Servir sobre vegetales crudos o cocidos al vapor.

SALSA PARA ESPAGUETI Y PASTA: 3-4 jitomates picados sin piel. 2 tazas con puré de tomate. 2 dientes de ajo picadito. 1/2 taza con cebolla finamente picada, 1 de champiñones rebanados, 1/2 de aceitunas picadas, 1/2 de apio picadito, 1/2 de perejil picadito, 1/4 de zanahorias picadas. 1/4 de cdita. de laurel. 1/4 de cdita. de orégano. 1 cdita. de sal. 2 cdas. de harina integral. 2 cdas. de azúcar morena. 1 pizca de canela y 1 de pimienta dulce. Salsa inglesa. Hierbas de olor. Estragón. 1/4 de taza de aceite.

Sofreír cebolla, ajo, zanahoria y apio. Dejar cocinar y salpicar el harina, añadir jitomate, champiñones y especias. Dejar hervir por 30 minutos a fuego lento. Se agrega el perejil y las aceitunas. Servir sobre el espagueti (o pasta) cocido y caliente y queso parmesano.

NOTA: otra salsa para pastas es: crema de leche, mantequilla, azafrán, parmesano, pimienta y sal.

ALIOLÍ: 5 dientes de ajo. 2 yemas de huevo. 1 taza con aceite olivo. 1/2 cdita. de jugo de limón. Salsa tabasco. Sal.

Moler el ajo con la salsa en el molcajete. Licuar todos los ingredientes hasta espesar.

ALIOLÍ: 1 cabeza de ajo, 1/4 de taza de aceite y sal de mar. Cortar los ajos y luego en la licuadora, añadir la sal y el aceite hasta que espese.

PESTO (Jorge): 2 manojos de albahaca picada (hojas y flor). 150 g de nuez o piñones picados. 2 dientes de ajo machacados y picados. aceite de olivo, aceite de pepita de uva al gusto. Sal al gusto.

Desinfectar la albahaca. Mezclar todos los ingredientes. Para guardar se cubre de aceite.

ADEREZO ROQUEFORT: Queso Roquefort al gusto. 1 taza con yoghurt natural. 7 almendras. 2 dientes de ajo. Salsa de soya al gusto.

Licuar todos los ingredientes. Se sirve sobre ensalada de berros o la de su preferencia.

NOGADA: 2 tazas de nueces. 1 taza de almendras limpias. 1 queso crema. Crema. Licuar.

SALSA DE ELOTE: 2 tazas con elote tierno y cocido. 1 taza con cebolla morada picada. 3 dientes de ajo picaditos. 2 pimientos rojos o amarillos asados y pelados. 1 chile jalapeño picado. El jugo de 2 limones. 1/4 de taza con aceite de olivo o al gusto. 1/2 cdita. de cominos molidos. Cilantro al gusto. Sal y pimienta. Picar los pimientos y mezclar con los demás ingredientes. Servir sobre milanesas de gluten, papas asadas, etcétera.

SALSA DE AJONJOLÍ: 3/4 de taza con ajonjolí tostado. 2 jitomates finamente picados. 3 dientes de ajo. 1/2 taza con perejil picado o al gusto. 1/2 taza con agua. El jugo de un limón. Sal marina.

Licuar el ajonjolí, ajos, limón, sal y agua. Mezclar con los demás ingredientes. Servir.

SALSA CHIMICHURRI: (Jorge) Para un litro: 10 ramitos de perejil picado. 5 cabezas de ajo chicas picadas. 1 litro de aceite de girasol. 1/2 litro de aceite de olivo. 5 chiles guajillos sin semilla molidos en seco. 1 taza con vinagre de manzana (barrilito). 2 cdas. de sal. 1 1/2 tazas con agua hirviendo.

Se revuelven: perejil, ajo y chile con los aceites y el vinagre. Se agrega el agua hirviendo y al final la sal. Dejar reposar.

ADEREZO DE CÍTRICOS: Al gusto: jugo de naranja, de toronja, de limón, anís molido, ajo molido, sal. Mezclar todos los ingredientes.

ADEREZO DE TOFU: 250 g de tofu partido en dados. 1 1/4 taza con yoghurt o crema fresca. 200 g de requesón. El jugo de un limón. 1 cda. de pepitas de calabaza. 4 cdas. de hierbas variadas: albahaca, berros, cilantro fresco, eneldo picados. Sal y pimienta al gusto. 1 cebolla chica picadita. 1 pizca de azúcar morena. 1 cda. de aceite de olivo.

Licuar, menos las hierbas. Juntar ingredientes. Servir con pan negro. (Variar las hierbas.)

HUMUS BE TJINE: 1 taza con garbanzo cocido. 2 cdas. de salsa de ajonjolí. El jugo de 2 limones. 3 dientes de ajo. Nueces al gusto. Sal marina al gusto.

Licuar todos los ingredientes con poquito caldo donde se cocieron los garbanzos y poquitas nueces. Debe quedar una consistencia de puré. Se adorna con nueces, pimentón, aceite de oliva (poco) y perejil chino. Servir con pan árabe cortado en triángulos. Delicioso también para botana.

GOMASIO: 7 o 12 cdas. de ajonjolí. 1 o 7 cdas. de sal de mar.

Lavar el ajonjolí y tostarlo ligeramente. Tostar la sal por separado. Dejar enfriar. Licuar juntos en seco. Guardar en un franco. Servir sobre las ensaladas, sopas, guisados, etcétera.

TJINA: 5 cdas. de ajonjolí en pasta, 5 de agua fría, 3 de jugo de limón. 1 diente de ajo. Perejil y sal. Licuar todo.

GHEE (mantequilla clarificada): Hervir la mantequilla sin sal durante diez minutos a fuego mediano. Apagar. Dejar reposar unos minutos y elimine la espuma blanca. El líquido amarillo transparente que queda es el ghee. Vacíe en un recipiente sin que escurra el sedimento blanco.

Usar en vez de mantequilla o aceite.

DIETA SIN SAL: 30 g de semilla de ajonjolí. 30 g de semilla de mijo. 10 g de sal marina.

Moler y poner en un salero. Si falta salinidad, agregar ajonjolí tostado y molido.

FALLAFEL DE HABA: 1 kilo de haba seca remojada 24 horas. Al gusto: cilantro, perejil, hierbabuena, chiles serranos. Mucho ajo. Mucho comino. Pan molido. Sal y pimienta blanca.

Licuar bien todos los ingredientes. Se hacen bolitas, se fríen en aceite hasta que doren.

Se sirve: con pan árabe cortado a la mitad y abierto, el fallafel, la tjina y verduras.

PASTA PARA CAPEAR (receta especial): 1/2 taza con germen de trigo, 1/2 de harina blanca, 1/4 de harina integral. 1 huevo. 1 cdita. de polvo de hornear. agua tibia la necesaria.

En un recipiente colocar las harinas y con agua tibia se va batiendo, se agrega el huevo y se sigue batiendo hasta lograr un atolito bastante espeso.

NOTA: con esta mezcla se pueden capear: verduras, cebolla, chiles, etcétera.

Variación: Harina, nuez molida, cebolla picadita, huevos, aceite, sal y agua…

Menús vegetarianos
Tipografía: *Marcos Gonzáles*
Negativos de portada e interiores: *Fotolito Daceos*

Esta edición se imprimió en Septiembre de 2005. Talleres Gráficos
Del D.F. Puente Moralillo No 49 Col. Puente Colorado México, D.F.

SU OPINIÓN CUENTA

Nombre...

Dirección...

Calle y núm. exterior..interior...............

Colonia.................................Delegación......................

C.P................**Ciudad/Municipio**...............................

Estado.......................................**País**............................

Ocupación...................................**Edad**...............

Lugar de compra...

Temas de interés:

☐ *Empresa*
☐ *Superación profesional*
☐ *Motivación*
☐ *Superación personal*
☐ *New Age*
☐ *Esoterismo*
☐ *Salud*
☐ *Belleza*

☐ *Psicología*
☐ *Psicología infantil*
☐ *Pareja*
☐ *Cocina*
☐ *Literatura infantil*
☐ *Literaura juvenil*
☐ *Cuento*
☐ *Novela*

☐ *Cuento de autor extranjero*
☐ *Novelas de autor extranjero*
☐ *Juegos*
☐ *Acertijos*
☐ *Manualidades*
☐ *Humorismo*
☐ *Frases célebres*
☐ *Otros*

¿Cómo se enteró de la existencia del libro?

☐ *Punto de venta*
☐ *Recomendación*
☐ *Periódico*

☐ *Revista*
☐ *Radio*
☐ *Televisión*

Otros...

Sugerencias_____

_____

_____

Menús vegetarianos